Hippocrate

Des airs, des eaux et des lieux

Traité

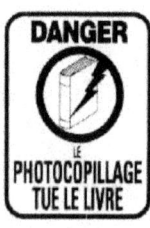
ISBN : 978-1717569547

10 9 8 7 6 5 4 3 2 1

Hippocrate

Des airs, des eaux et des lieux

Traité

Table de Matières

INTRODUCTION.

«CET ouvrage, dit P. Martian, me semble surpasser par la fécondité de la doctrine, par l'érudition et par l'éloquence, tous les autres écrits d'Hippocrate. En effet, les connaissances qu'il renferme ne sont pas seulement nécessaires à ceux qui pratiquent la médecine ; elles sont encore très utiles à ceux qui cultivent l'histoire, la cosmographie et la politique. L'auteur a établi dans ce traité des principes si solides pour l'étude de toutes ces sciences, qu'il semble avoir jeté leurs premiers fondements. La gravité ordinaire du langage d'Hippocrate prend une grâce et un charme inaccoutumés. Il ne faut donc pas s'étonner que tant d'illustres savants aient consacré leurs veilles à l'étude de cet admirable traité.»

De longs et importants commentaires ont été faits sur cet écrit. Je ne parle point de celui de Galien, que nous avons perdu, et dont nous n'avons plus que des fragments reproduits par lui dans ses autres ouvrages. (Voir la Notice bibliographique en tête du volume.) Je ne parle point non plus du commentaire de L. Septalius, rempli d'excellentes explications et de précieux renseignements ; et j'arrive à la grande édition de Coray. La réputation de ce travail est faite et je n'ai garde de la diminuer en rien. Coray était un philologue consommé ; et c'est peut-être dans cette édition qu'il a montré le plus de sagacité et de prudence pour la correction du texte. Ses notes purement philologiques, sont des modèles de critique littéraire et méritent des éloges sans réserve ; mais Coray n'étant pas versé dans les sciences physiques et naturelles n'a pu rapprocher d'une manière satisfaisante les connaissances scientifiques d'Hippocrate de celles des anciens et des modernes ; aussi, sous ce point de vue, n'a-t-il pas mis dans tout son jour le *traité des Airs, des Eaux et des Lieux*, et n'en a-t-il pas éclairci toutes les parties. Il reste donc encore à faire pour notre époque ce que Coray a fait pour la sienne. Un excellent modèle vient de nous être offert dans les Études scientifiques et philosophiques récemment publiées par M. Th.- H. Martin, sur le *Timée* de Platon. Celui qui pourrait le mieux suivre ce modèle est assurément celui qui l'a créé ; et je ne saurais trop engager M. Martin à mettre son talent au service d'Hippocrate comme il l'a mis à celui de Platon, et à faire du *traité des Airs, des Eaux et des Lieux* comme un centre des connaissances scientifiques de l'école de Cos, qui résume en elle celle des âges antérieurs, et qui contient en germe, sinon par l'explication, du moins par l'observation des faits, presque toutes celles des temps qui la suivirent. Quant à moi, il n'entre pas dans mon plan, et il serait absolument au-dessus de mes forces, de combler cette lacune, d'approfondir toutes les matières traitées dans l'immortel ouvrage qui nous occupe ; qu'il me suffise, dans cette Introduction, d'indiquer les traits principaux du système médical et du système de géographie politique qui constituent le fond de ce traité, et, dans les notes, de faire ressortir quelques-uns des points les plus intéressants, ou les plus obscurs, d'astronomie, de météorologie, de physique, de chimie même et de géographie descriptive, qui forment en quelque sorte les premiers éléments et comme la base de ce double système.

Le *traité des Airs, des Eaux et des Lieux* se divise en deux grandes sections : la première est consacrée à l'étude des influences extérieures sur l'organisme ; la seconde, à l'étude de ces mêmes influences sur les facultés morales de l'homme, sur les institutions des peuples et le caractère des nations. Hippocrate a mis en tête de son ouvrage une introduction dans laquelle il établit la nécessité et l'importance des topographies médicales, et indique en quoi elles doivent consister. Le médecin considérera : 1°. les saisons dans leurs révolutions régulières et dans les vicissitudes ou intempéries que chacune d'elles peut éprouver pendant son cours ; 2° les vents partagés en ceux qui sont communs à tous les pays, et ceux qui règnent plus particulièrement dans une contrée ; 3°. les qualités des eaux ; 4°. la situation de la ville dans laquelle il vient exercer pour la première fois ; 5°. enfin il s'informera du régime des individus qu'il aura à soigner ; et, par régime, il ne faut pas seulement comprendre les aliments solides et les boissons, mais, comme l'auteur l'explique lui-même en partie, § Ier, in fine, le genre de vie tout entier.

Toute l'étiologie hippocratique est donc résumée dans ces premières lignes de l'introduction ; on la trouve encore plus explicitement formulée dans le passage suivant, du *traité de la Nature de l'homme* : «Les maladies naissent les unes du régime, les autres de l'air que nous introduisons en nous et qui nous fait vivre. On reconnaîtra, de la manière suivante, l'une et l'autre espèce de maladies : quand plusieurs individus sont attaqués en même temps par une même maladie, il faut penser que la cause est commune, et qu'elle tient à quelque chose dont tout le monde use ; et, ce quelque chose, c'est l'air que nous respirons. Car il est évident que le régime particulier de chacun ne saurait être la cause d'une maladie qui s'étend sur les jeunes, sur les vieux, sur les hommes et sur les femmes, sur ceux qui boivent du vin, sur ceux qui boivent de l'eau, sur ceux qui mangent du gâteau d'orge, sur ceux qui mangent du pain de froment, sur ceux qui se fatiguent beaucoup, sur ceux qui se fatiguent peu. On ne saurait donc s'en prendre au régime puisque tant d'individus qui en suivent de tout à fait opposés sont atteints de la même maladie. Au contraire, lorsque, dans le même temps, il naît des maladies de toute espèce, il est bien évident que le régime est la cause individuelle de chacune d'elles, et qu'il faut instituer un traitement opposé à la cause apparente de la maladie, comme je l'ai dit ailleurs, et changer le régime (1).»

Hippocrate, ne s'occupant dans le *traité des Airs, des Eaux et des Lieux* que des maladies produites par les influences extérieures, les a divisées en maladies endémiques (¤pixÅria, vernaculi morbi) et en maladies communes à tous (générales) (pgkoina simplement koin) ; ces dernières répondent assez bien à celles que nous appelons épidémiques, que le mot ¤pidhmeÝn ne représente pas dans ce traité, car il est appliqué aux maladies endémiques. Il n'a pas manqué de présenter le côté pratique de ces études météorologiques et climatologiques : elles apprennent suivant lui à prévoir quelles maladies doivent régner pendant chaque saison et pendant l'année tout entière, et par conséquent à se préparer contre elles ; elles servent aussi à guider le médecin dans le traitement des maladies présentes ; et, comme si l'auteur craignait encore de n'être pas suffisamment compris, il résume toutes les conséquences pratiques des études de météorologie et d'astronomie médicales dans cette phrase qui termine son introduction : «L'état des cavités change chez les hommes avec les saisons» Cette phrase et beaucoup d'autres qui n'en sont que le développement, montrent encore qu'Hippocrate ne s'est pas seulement arrêté à constater d'une manière tout empirique l'influence des agents extérieurs pour la production des maladies, mais qu'il s'est efforcé d'expliquer, avec les connaissances physiologiques et anatomiques de son temps, la manière dont ces causes agissent pour faire naître tel ou tel état morbide.

Le *traité des Airs, des Eaux et des Lieux* n'est pas un fait isolé dans la collection hippocratique ; il représente tout un côté de l'étiologie générale de l'école de Cos, dont l'autre se trouve développé dans le traité de *l'Ancienne médecine*. Nous y voyons tout ensemble comment cette école envisageait l'homme physique et moral dans ses rapports avec les influences extérieures, et quelle tendance invincible elle avait à s'attacher, dans l'étude de la nature et de l'homme ; bien plus aux ensembles qu'aux détails dans lesquels l'école moderne a concentré toutes ses forces, et dont elle a voulu tirer tous ses principes.

Hippocrate considère tout d'abord l'influence de la situation des villes sur leurs habitants. Ne voulant parler que des conditions les plus tranchées, il a pris pour exemple les quatre positions diamétralement opposées, celles du midi, du nord, de l'est, de l'ouest. Pour lui, l'étude d'une localité comprend l'examen de la surface du sol qui est nu et sec ; boisé et humide ; enfoncé et brûlé par le soleil, ou élevé et froid ; la considération de l'air, celle des eaux dont il rattache vaguement, et d'une manière presque entièrement spéculative, les qualités à la nature des terrains où elles prennent leurs sources ; mais surtout celle des vents dont il fait, en dernière analyse, la base unique de sa classification des localités, et qu'il regarde aussi comme la cause première des influences physiologiques et pathologiques que ces mêmes localités exercent sur l'organisme.

C'est ici le lieu d'analyser les réflexions si judicieuses que Malte-Brun (2) a faites sur cette partie du *traité des Airs, des Eaux et des Lieux* : - Hippocrate commence son écrit par l'exposé du but qu'il se propose : «Lorsqu'un médecin, dit-il, arrive dans une ville dont il n'a pas encore l'expérience, il doit examiner sa position et ses rapports avec les vents et le lever du soleil, etc.» N'est-il pas clair, d'après cette phrase, que l'intention d'Hippocrate n'était point de composer un traité sur les climats physiques, traité dont les matériaux n'étaient pas encore rassemblés de son temps, mais qu'il voulait seulement, par l'exposé de ses observations propres et locales, indiquer à ses successeurs la route à suivre pour en faire de nouvelles ? Ce but a été méconnu, ou tout au plus faiblement indiqué par des commentateurs peu pénétrés de son esprit, et qui ont voulu étendre son système au delà des limites dans lesquelles lui-mère se renfermait. Ainsi, ses observations très intéressantes, mais bornées exclusivement aux contrées qui s'étendent depuis la mer d'Azof jusqu'aux bouches du Nil, et des bords de l'Euphrate aux rives de la Sicile, ont été changées en généralités fausses et dangereuses. En voici la preuve : ce qu'Hippocrate dit de l'exposition aux vents chauds ne peut s'appliquer qu'aux côtes méridionales de la Grèce et de l'Asie-Mineure, où les vents du midi règnent habituellement, où les eaux sont saumâtres et malsaines, comme le témoignent les géographes anciens et modernes ; mais si l'on applique ces mêmes observations aux côtes septentrionales de l'Afrique, on les trouvera tout à fait fausses ; car, ainsi qu'Aristote lui-même l'avait déjà remarqué (3), les vents du midi y sont froids, et ils le sont parce qu'ils viennent de l'Atlas ; de même à Paris, en Souabe et en Bavière les vents du sud sont souvent froids, parce qu'ils viennent chargés de la froide atmosphère des montagnes d'Auvergne et des Alpes. - Il en est de même de l'exposition septentrionale, qui est loin d'être toujours sèche, comme le dit Hippocrate ; on n'a qu'à prendre pour exemple les Asturies : ce pays est exposé au nord, mais son climat est très humide, et il y règne les maladies qu'Hippocrate attribue à l'exposition méridionale. - Il ne faut pas non plus généraliser la ressemblance établie par Hippocrate entre l'exposition du midi et celle d'orient ; en effet, pour ne citer qu'un exemple, elle est fausse si on l'applique à l'Europe occidentale, où les vents du midi ressemblent à ceux d'occident, tandis que les vents d'est sont plus froids que ceux du nord, puisqu'ils arrivent, par la Russie centrale des monts Ourals et des confins de la Sibérie. - Il n'est pas plus possible d'admettre sa théorie des climats occidentaux : en effet, pour ne prendre que deux exemples opposés : d'un côté les Portugais n'ont pas la voix rauque, au contraire, leur langage est infiniment plus doux que celui des Espagnols, et l'air qu'on respire en Portugal n'est ni épais ni malsain ; d'un autre les Irlandais, continuellement tourmentés par les tempêtes venues de l'ouest, bien loin d'avoir le teint pâle, se reconnaissent au milieu des Anglais, à leur teint vermeil. «Hippocrate a-t-il donc avancé des choses fausses ? A Dieu ne plaise que je l'en accuse ! s'écrie Malte-Brun ; mais il a voulu parler uniquement de certaines contrées de la Grèce ; expliquées dans ce sens local, ces observations sont justes et profondes. Toutes les cotes occidentales de l'Illyrie, de l'Épire et du Péloponnèse ont en effet le climat inconstant qu'Hippocrate compare à l'automne.» Ainsi, toutes les observations consignées dans le traité des Airs, des Eaux et des Lieux, parfaitement justes et véritablement utiles quand on les interprète dans leur sens propre, c'est-à-dire bornées à des localités restreintes, deviennent puériles et même absurdes lorsqu'on veut les étendre, non seulement aux expositions considérées d'une manière générale, mais à des climats tout entiers. Voici encore quelques réflexions que Malte-Brun a consignées ailleurs (page 530) sur la comparaison établie par Hippocrate entre les localités et les saisons : «Si l'on ne considérait, dit-il, les expositions que par elles-mêmes, en faisant abstraction des autres circonstances, on pourrait, avec Hippocrate, comparer celles orientales au printemps ; celles du midi à l'été ; celles de l'occident à l'automne ; celles du nord à l'hiver ; car il est vrai que la constitution la plus commune des climats, sous ces expositions, répond à celle des saisons auxquelles on les rapporte. Cependant une comparaison plus exacte et plus significative serait celle avec les points du jour. Le plus grand froid se fait sentir au grand matin ; ce point correspond à l'exposition nord-est, qui est la plus froide ; la chaleur augmente jusqu'à trois heures après midi ; de même les expositions deviennent toujours plus favorables à la chaleur jusqu'à celle de sud-ouest ; viennent ensuite le soir et a minuit, points correspondants aux expositions occidentales et boréales.» Après Hippocrate, l'influence des localités sur la production ou sur le traitement des maladies a été prise en très grande considération par ses successeurs immédiats, comme on le voit dans plusieurs traités de la collection, et notamment au commencement du second livre du traité du Régime, en trois livres ; tous les médecins anciens s'y sont également arrêtés. Celse dit, dans la préface de son premier livre, que la médecine doit se modifier, suivant les pays, et qu'elle ne saurait être la même à Rome, en Égypte et eu Gaule. Asclépiade avait, reconnu que la saignée était nuisible dans les pleurésies à Rome et à Athènes, parce que le vent du midi régnait habituellement dans ces localités, tandis qu'elle était très efficace à Parium et dans l'Hellespont exposés aux vents du nord (4). Antyllus, dans le premier livre de son traité *de Auxiliis* (5) a consacré un chapitre à l'étude des petites localités considérées en elles-mêmes. Sabinus (6) a envisagé cette question sous presque tous les points de vue. On trouve également dans Athénée (7) des considérations étendues et utiles sur les diverses localités. Galien dit (8) que la considération des lieux n'est pas moins importante pour la prognose des maladies que celle de la nature de chaque individu, de l'âge du genre de vie, de la nourriture, et il invoque à l'appui quelques exemples généraux. Avicenne (9) a résumé toutes les observations de ses devanciers, et en a ajouté quelques-unes qui lui sont propres. Depuis la fin du XVIe jusqu'au commencement du XIXe siècle, les médecins ont consacré ces doctrines et par leurs écrits et par leur pratique. Cette observation si vraie et si large de la nature, qui ne demandait qu'à être de plus en plus éclairée et de mieux en mieux dirigée par les découvertes et à l'aide des instruments dont la science s'enrichissait tous les jours, a été violemment combattue par l'école physiologiste, qui n'a plus voulu voir dans les maladies que le point matériellement lésé, et dans l'action générale du monde que des éléments isolés. La tendance de l'école actuelle a notablement modifié cette fatale impulsion imprimée à la médecine ; et l'on commence à comprendre qu'il faut, avec les anciens, observer la nature et l'homme tels qu'ils sont, et ne pas réduire l'un et l'autre aux mesquines proportions d'un système exclusif. Déjà les faits se rassemblent de tous côtés, déjà quelques principes généraux sont posés, déjà quelques travaux réguliers ont été tentés, et l'on peut espérer que notre époque arrivera à une démonstration satisfaisante, et à une application véritablement pratique de la proposition suivante, dans laquelle M. Boudin a résumé toute la géographie médicale : «De même, dit-il (10), que chaque pays possède son règne végétal et son règne animal caractéristiques ; de même il possède aussi son règne pathologique à lui : il a ses maladies propres et exclusives de certaines autres.»

Eaux de pluie, de neige et de glace ; eaux de grands fleuves, d'étangs.

Cette classification, plus vraie au point de vue de l'hygiène qu'à celui de la chimie, est consacrée par les médecins anciens et par la plupart des modernes. On la retrouve, à de très légères modifications près, dans Celse (12), Rufus (13), Galien (passim), Athénée (14), Oribase, Aëtius (15), Paul d'Égine (16), Actuarius

(17), Avicenne (18), Ambroise Paré (19), Tourtelle (20), Nysten (21), Guérard (22), Rostan (23), Londe (24). Je n'ai point cru devoir accumuler ici les citations, il m'a suffi de renvoyer aux auteurs qui sont en quelque sorte la personnification des grandes époques de la médecine, ou qui du moins en résument-le mieux les connaissances. Revenons maintenant sur quelques particularités relatives aux diverses classes d'eaux qu'Hippocrate a établies d'après leur origine. Il déclare absolument mauvaises **les eaux de marais, de citernes et d'étangs**, et il leur attribue toutes sortes de propriétés funestes. Les médecins qui ont suivi Hippocrate ne sont pas aussi explicites que lui sur ce point. Ainsi Galien (25) commence par excepter de l'interdiction générale les eaux des marais d'Égypte, affirmant qu'elles sont débarrassées de leurs propriétés nuisibles par les débordements du Nil ; et il indique ensuite l'ébullition, le filtrage et la déposition comme moyen de purifier complètement, ou du moins en partie, les autres eaux limoneuses et marécageuses. Hippocrate ne connaissait que l'ébullition et la déposition ; encore n'appliquait-il ce procédé qu'aux eaux de pluie. (Voir la note 33.) - Quand Hippocrate parle des maladies propres aux habitants des bords des marais, il ne paraît tenir aucun compte des effluves qui s'en échappent, et qui contribuent, plus encore que les eaux ingérées en nature, à produire les maladies et les cachexies, dont il a tracé le tableau en observateur attentif et éclairé, tableau dont l'exactitude a été confirmée par tous les médecins modernes (26). Pour Hippocrate et pour son école presque tout entière, l'impureté de l'air ne se traduit que parles caractères les plus apparents, c'est-à-dire par les qualités sensibles : ainsi dans le traité qui nous occupe, il parle de l'air troublé par le brouillard, de l'air épaissi ; ainsi dans le traité des *Humeurs*, il est dit que les odeurs dégagées de la fange et des marais produisent certaines maladies (27). Ce n'est que dans le traité des *Vents* que l'on trouve sur les miasmes (mismata) des idées purement théoriques il est vrai, mais qui se rapprochent un peu des opinions modernes. Du reste, tout ce que la science actuelle possède sur la grande et importante question des miasmes en général et des effluves marécageuses en particulier, est encore à l'état d'étude, et, sur plusieurs points, elle manque absolument de données, comme on peut le voir en consultant les articles *Désinfection*, *Infection* et *Marais*, publiés par M.

Rochoux dans le *Dictionnaire de Médecine* (tomes X, XVI et XIX).
Je renvoie aux notes 4 et 29 pour les détails sur les eaux de
sources et sur celles qu'on peut rapporter à nos eaux minérales.
Je ferai remarquer seulement ici qu'Hippocrate n'interdit pas
complètement ces dernières, il les conseille même comme agent
thérapeutique, et il explique leurs propriétés par une théorie
tout humorale. - Il regarde les eaux de pluie comme excellentes
(28), mais il reconnaît à bon droit qu'elles se corrompent vite ; il
en donne deux raisons : la première, c'est que les eaux de pluie
sont fournies par toutes sortes d'eaux ; la seconde c'est qu'elles se
mélangent [en tombant] à beaucoup de substances étrangères. La
seconde raison est très bonne, car la pluie, dans sa chute, balaye
en quelque sorte les impuretés de l'air ; la première, qui est tout au
moins inutile ne peut soutenir l'examen (29) ; car la vaporisation
est une véritable distillation qui purifie l'eau. Du reste, Hippocrate
semble n'être pas resté d'accord avec lui-même, puisqu'il dit que
c'est la partie la plus subtile et par conséquent la plus pure, et en
quelque sorte la quintessence des eaux qui est enlevée par le soleil.
Dans ce traité il n'est pas parlé des qualités des eaux de pluie suivant
les circonstances qui les accompagnent, ou suivant les saisons dans
lesquelles elles tombent. Au sixième livre des Epidémies, p. 1150,
éd. de Foës, il y a bien un texte qui a trait à ces distinctions, mais
il est trop incertain et trop obscur pour que je m'y arrête, et je
renvoie au commentaire de Galien (*Com. IV in Epid.* VI, t. XVII,
2e partie, p. 181) et aussi au § 4 de la *Meteorologia veterum* d'Ideler
(p. 32 et suiv.).

Je n'ai pas besoin de m'arrêter sur la théorie qu'Hippocrate a
donnée de la formation de la pluie ; elle repose sur l'observation
des phénomènes apparents ; elle les comprend tous, mais ne
renferme pas leur explication physique ; elle ne tient surtout
aucun compte du rôle que joue l'abaissement de température
dans la condensation des vapeurs. Aristote, au contraire, a très
bien saisi ce point, seulement, comme le remarque Ideler, il n'a
pas reconnu que c'est à l'action des vents qu'est dû cet abaissement
de température (30). Hippocrate tenait compte de l'action
des vents, mais il la regardait comme purement mécanique.
Depuis Hippocrate, les eaux de neige et de glace ont été presque
généralement proscrites par les médecins, qui leur attribuent

une grande influence dans la production de certaines maladies, et particulièrement du goitre. L'explication qu'Hippocrate donne de ces mauvaises qualités repose sur un fait physiquement mal interprété, ou plutôt mal observé. «Les eaux de neige et de glace, dit-il (p. 203) sont toutes mauvaises. L'eau une fois entièrement glacée ne revient plus à son ancienne nature, mais toute la partie limpide, légère et douce est enlevée ; la partie la plus trouble et la plus pesante demeure ; vous pouvez vous en convaincre de la manière suivante : pendant l'hiver, versez dans un vase une quantité déterminée d'eau ; exposez ce vase le matin à l'air libre, afin que la congélation soit aussi complète que possible, transportez-le ensuite dans un endroit chaud où la glace puisse se fondre entièrement ; quand elle le sera, mesurez l'eau de nouveau, vous la trouverez de beaucoup diminuée ; c'est une preuve que la congélation a enlevé et évaporé ce que l'eau avait de subtil et de léger, et non les parties les plus pesantes et les plus grossières, ce qui serait impossible. Je regarde donc ces eaux de neige et de glace, et celles qui s'en rapprochent, comme très mauvaises pour tous les usages.» «Il me semble évident, dit fort judicieusement M. Gérard (31), que l'erreur renfermée dans ce passage tient à ce que le vase qui servait à l'expérience était sans doute entièrement rempli de liquide, dont une partie se répandait au dehors par suite de l'augmentation de volume qui précède la congélation ; le glaçon formé remplissait à la vérité le vase, mais il ne représentait qu'une portion de l'eau employée. - L'eau de glace ne diffère de toute autre espèce d'eau que parce qu'elle ne renferme pas d'air au montent de sa liquéfaction ; mais si on a soin de la tenir exposée au contact de ce fluide elle ne tarde pas à en dissoudre une proportion convenable». L'explication d'Hippocrate a été adoptée par les anciens, et Aristote l'a reproduite presque mot pour mot dans un de ses problèmes qu'on ne retrouve pas dans les éditions ordinaires, mais qui nous a été conservé par Aulu-Gelle (32).

L'influence des eaux mélangées, c'est-à-dire des grands neuves et des lacs où se déchargent beaucoup de rivières, a été justement appréciée ; elle est confirmée par les Anciens (33) et par les Modernes (34) ; Rufus (35) et Gallien (36) comme Hippocrate, leur reconnaissent la propriété d'engendrer les calculs vésicaux. En abordant l'étude de l'influence pathogénique des saisons,

Hippocrate ne s'est pas occupé des maladies dépendant de leur cours régulier, mais seulement de leurs intempéries (il ne le fait pas non plus dans les *Epidémies*), et il donne une attention toute particulière aux changements qui surviennent à l'époque des solstices, des équinoxes et de la Canicule ; si donc il commence par indiquer les qualités normales des saisons, c'est pour en faire un point de départ qui lui permette de connaître et d'apprécier leurs irrégularités. Toute sa doctrine se réduit à ce principe, savoir que les constitutions médicales saisonnières ne dépendent pas uniquement des conditions atmosphériques au milieu desquelles elles se développent, mais encore des saisons précédentes ; en sorte que la maladie peut être, en quelque sorte, considérée comme un germe déposé et développé dans l'organisme par une saison, et amené par une autre à sa période d'évolution. On retrouve ce principe, mais exprimé d'une manière un peu plus obscure, dans le traité des *Humeurs* (éd. de Kacha , t. Ier, p. 131), où il est dit : «Il faut considérer comment sont les corps quand on entre dans une saison (37).»

L'explication qu'Hippocrate donne de l'influence des saisons antérieures sur les maladies des saisons présentes est tout humorale ; elle a été développée outre mesure par Galien dans ses commentaires et dans ses ouvrages originaux ; elle a donné naissance à la théorie des constitutions catarrhale et pituiteuse en hiver, inflammatoire au printemps, bilieuse en été et atrabilaire en automne. Ces idées spéculatives ont, comme le remarquent très bien les auteurs du *Compendium de médecine pratique* (t. III, p. 387), servi de base à toutes les observations faites dans le moyen âge ; elles ont été adoptées par la plupart des médecins qui ont écrit sur les épidémies jusqu'au commencement de ce siècle. Je ne terminerai pas ce qui est relatif aux saisons sans faire deux remarques : la première, c'est qu'Hippocrate semble attribuer à la constitution fixe et climatologique le pouvoir de modifier la constitution saisonnière ; la seconde, c'est qu'outre les quatre constitutions médicales correspondantes aux quatre saisons de l'année, il reconnaissait encore dans les maladies un caractère semestral, de façon que la constitution estive ou de la saison chaude, renfermait une partie des maladies du printemps et de J'automne, et toutes celles de l'été ; et que la constitution hyémale comprenait le reste de l'automne, tout l'hiver et le commencement du printemps.

Dans la deuxième partie, Hippocrate aborde des questions de la plus haute portée. Dans son parallèle entre l'Europe et l'Asie, il étudie d'abord les rapports qui existent entre la nature du sol et les saisons, ensuite l'influence du sol et des saisons sur les plantes et sur les animaux (38) ; sur la détermination des caractères physiologiques et psychologiques, enfin sur certains états morbides de l'homme. C'est ici qu'il s'agit véritablement de climats et non plus de simples localités circonscrites, comme aux paragraphes 3 à 7. Toutefois, il est à remarquer qu'Hippocrate a saisi et fait ressortir, entre ces deux ordres de choses, des rapprochements ingénieux que je n'ai pas besoin de présenter ici, parce que chacun peut les retrouver en lisant comparativement les deux parties du traité (39). Mais ce qui, dans cette seconde partie, a surtout fixé les regards, à l'exclusion même des autres points qui y sont examinés, c'est la grande théorie de l'action exercée sur les mœurs et les constitutions des hommes, par les conditions atmosphériques et climatologiques au milieu desquelles ils vivent ; théorie qui emprunte ses données à la philosophie, à la physiologie, à l'histoire naturelle générale, à la physique, enfin à l'histoire proprement dite, chargée de juger en dernier ressort. Ce vaste problème, qui divise encore les savants, et qui, en dernière analyse, se réduit à celui des rapports du physique et du moral, comme Hippocrate lui-même parait l'avoir bien compris, renferme d'une part la théorie des rapports qui unissent, dans l'univers, l'homme au monde, et dans l'homme, le principe spirituel au principe matériel, et d'une autre part la théorie des lois qui régissent ces rapports et qui déterminent la puissance de réaction mutuelle de l'homme et du monde, du principe spirituel et du principe matériel.

Hippocrate s'est renfermé dans des limites plus étroites, il s'est contenté d'apprécier l'influence des saisons d'abord, et ensuite du sol, posant en principe général que plus les intempéries des saisons sont multipliées et intenses, que plus les accidents du sol sont variés, plus aussi les mœurs et les habitudes des hommes sont profondément et diversement modifiées ; c'est à ce propos qu'il établit un très beau parallèle entre les caractères physiologiques et psychologiques de l'homme et le climat qu'il habite.

Mais Hippocrate n'en est pas resté à ce point de vue purement matériel, comme l'ont fait quelques-uns de ses successeurs, égarés par l'esprit de système. Ainsi, d'un côté, il accorde aux constitutions une grande puissance pour modifier le moral des peuples, et soutient que les nations asiatiques, gouvernées par des despotes, sont moins belliqueuses que les nations européennes, gouvernées par leurs propres lois ; ce qu'il prouve par l'exemple même des Grecs d'Asie, vivant libres et valeureux sur le sol de l'esclavage et de la mollesse. D'un autre, il ne méconnaît pas absolument l'influence de la race sur le caractère national et individuel. Cette double théorie des climats et des races me semble se rattacher à la croyance des philosophes anciens, évidemment partagée par Hippocrate, que les peuples étaient nés du sol (autochtones) (voy. p. 198, I, 34 ; p. 208, I, 28, p. 221, I, 3), et à leurs idées sur les rapports de l'homme avec l'univers, du microcosme avec le macrocosme.

Ces quelques pages placent Hippocrate au premier rang parmi les philosophes ; elles renferment, comme eu un germe fécond, toutes les idées de l'antiquité et des temps modernes sur la philosophie de l'histoire ; elles ont été résumées en quelques lignes par Platon et par Aristote ; elles ont inspiré à Galien son admirable traité : *Que le caractère de l'homme est lié à sa constitution* ; et, dans des temps plus rapprochés de nous, elles ont fourni à Bodin, à Montesquieu et à Herder, le fond même de leurs systèmes politiques et historiques.

Je rapporte ici les passages de Platon et d'Aristote : ils complètent avec ce qu'Hippocrate a enseigné, les données de la philosophie antique sur ces hautes questions : «Vous ne devez pas ignorer, dit Platon (40), pour ce qui regarde les lieux, qu'ils semblent (41) différer les uns des autres pour rendre les hommes meilleurs ou pires et qu'il ne faut pas que les lois soient en opposition avec eux. [Parmi les hommes] les uns sont bizarres et emportés (42) à cause de la diversité des vents et de l'élévation de la température (43), les autres à cause des eaux, les autres enfin à cause de la nourriture que la terre leur fournit, et qui n'influe pas seulement sur le corps pour le rendre meilleur ou pire, mais qui n'a pas moins de puissance sur l'âme pour produire tous ces effets.» Ce texte n'est pas le seul où Platon ait tenu compte des influences extérieures sur le caractère des hommes. Galien (44) en a rassemblé un certain nombre empruntés surtout au *Timée*, et au second livre des *Lois*.

Voici maintenant le passage d'Aristote ; il semble, plus évidemment encore que celui de Platon, résumer la théorie hippocratique : «Les peuples qui habitent les climats froids, les peuples d'Europe sont en général pleins de courage ; mais ils sont certainement inférieurs en intelligence et en industrie ; et s'ils conservent leur liberté, ils sont politiquement indisciplinables, et n'ont jamais pu conquérir leurs voisins. En Asie, au contraire, les peuples ont plus d'intelligence, d'aptitude pour les arts, mais ils manquent de cœur, et ils restent sous le joug d'un esclavage perpétuel. La race grecque, qui topographiquement est intermédiaire, réunit toutes les qualités des deux autres Dans le sein même de la Grèce, les divers peuples présentent entre eux des dissemblances analogues à celles dont nous venons de parler : ici, c'est une seule qualité naturelle qui prédomine, là elles s'harmonisent toutes dans un heureux mélange (45).»

Nous venons de voir Hippocrate poser les premiers fondements de la géographie historique et de la philosophie de l'histoire. Jetons maintenant un coup d'oeil sur ses connaissances en géographie descriptive. «En faisant l'histoire de la géographie, dit Forbiger (46), on ne peut passer sous silence le nom d'un homme qui, sans avoir été un philosophe proprement dit, montre dans tous ses écrits une direction philosophique pratique ; qui fut le créateur de la médecine scientifique et qui nous sommes redevables du premier ouvrage connu sur la géographie physique : nous voulons parler d'Hippocrate de Cos.»

Hippocrate divisait le monde connu seulement en deux parties, rattachant à l'Asie l'Egypte et la Libye, et l'Europe la partie nord de l'Asie. Cette division ressort évidemment de l'étude attentive de toute la seconde partie du traité *des Airs, des Eaux et des Lieux* ; je n'ai pas besoin de m'y arrêter ici ; mais ce qui mérite quelque discussion, c'est le rapprochement qu'on a voulu faire de ce système géographique avec celui d'Hérodote. Malte-Brun (ouv. cit., t. 1, p. 31) dit que le père de l'histoire semble encore regarder l'Europe et l'Asie comme les deux seules parties du monde. Forbiger, dans l'ouvrage que je viens de citer (p. 172), termine ce qu'il dit sur Hippocrate par ces paroles : «Il paraît avoir partagé l'opinion des anciens et d'Hérodote que la terre était divisée en deux parties seulement, l'Europe et l'Asie ;» à l'article consacré à Hérodote

(p. 69), il soutient la même proposition. Il m'a semblé qu'elle ne pouvait subsister devant l'examen du texte même d'Hérodote ; en effet, dans toute sa description de la terre (IV, 36 et suiv.), il parle sans cesse de trois parties : de l'Europe, qui est la plus longue et la moins large, de l'Asie à laquelle il rattache l'Egypte, et de la Libye ou Afrique. Il me suffira du reste, pour établir une démonstration péremptoire, de citer quelques phrases qui ne laissent aucun doute sur le système d'Hérodote. En terminant l'énumération des peuples de l'Asie, il dit (IV, 40-41) : «Tels sont les pays que comprend l'Asie et telle est son étendue ; quant à la Libye, elle a est dans l'autre presqu'île.» - Un peu plus loin (IV, 45), il rappelle «qu'on a assigné pour limites à l'Asie, d'une part, le Phase ,et de l'autre le Nil, fleuve de l'Égypte,» - plus loin encore (IV, 198), on lit : «Il me semble que le sol de la Libye ne saurait être comparé pour la fertilité à celui de l'Asie et de l'Europe ; etc.» Ailleurs (II, 16), en parlant du sentiment des Ioniens sur l'Égypte, ce n'est pas de ce qu'ils admettent trois parties du monde qu'il les blâme, mais de ce que, en conservant ce sentiment, ils sont conduits à en admettre une quatrième. Ce qui peut avoir égaré les historiens de la géographie, c'est en premier lieu qu'Hérodote regarde la Libye, ainsi que l'Asie-Mineure, comme une presqu'île de l'Asie proprement dite ; mais ils auraient dû remarquer qu'il assigne à la Libye des caractères particuliers et bien tranchés (IV, 198), tandis qu'il ne distingue en aucune façon l'Asie-Mineure du reste de l'Asie ; c'est en second lieu qu'il s'étonne de voir distinguer en trois parties la terre qui lui semble une ; mais cette dernière réflexion établit au moins positivement qu'il acceptait en fait la division consacrée de son temps s'il ne l'admettait pas en principe ; elle montre en même temps que s'il s'était écarté de la division commune, ce n'eût pas été pour en faire une autre, mais pour n'en point faire du tout. Du reste tous les auteurs ne sont pas de l'opinion de Malte-Brun et de Forbiger, et j'ai été heureux de trouver que la mienne était en concordance avec celle de Baehr (47) et de H. Schlichthorst (48).

Hippocrate regarde les Palus Méotides comme la limite de l'Europe et de l'Asie ; en se rapprochant ainsi de notre division moderne, il se montre plus géographe et moins amateur de fables que les auteurs qui, prenant comme ligne de démarcation le Phasis, assignent à ce fleuve un cours tout a fait imaginaire et le font joindre l'Océan oriental au Pont-Euxin. Il parle d'abord de l'Asie centrale, mais sans désignation spéciale de peuples ; il étudie ensuite les deux points opposés, l'Égypte et la Libye au sud (voir la note 43 à la fin du volume) ; les Macrocéphales et au-dessus d'eux, les Phasiens au nord. Je réserve pour les notes quelques détails particuliers sur ces peuples et sur les autres dont Hippocrate s'occupe : ils seraient déplacés dans cette introduction, qu'ils allongeraient outre mesure. Après quelques réflexions générales sur l'Asie, Hippocrate passe en Europe et s'arrête spécialement à la race scythe dont il étudie tout d'abord une branche, les Sauromates. Il s'est contenté de décrire les mœurs de ces peuples, nés, comme nous l'apprend Hérodote (IV, 110), du mariage des fils des Scythes avec les Amazones, ces femmes étranges, tour à tour repoussées par l'histoire et par la fable, et dont l'existence est encore un problème pour quelques-uns, malgré les témoignages irrécusables qui déposent en sa faveur. Hippocrate s'est longtemps arrêté sur les mœurs des peuples scythes en général ; il s'est plu à nous peindre leurs mœurs sauvages, leurs coutumes singulières ; à nous décrire ce désert de la Scythie qui se prolonge jusque sous l'Ourse et auquel il n'assigne d'autres limites que les monts Riphées, ces monts imaginaires, fuyant incessamment devant les voyageurs géographes à mesure que la terre s'agrandissait sous leurs pas, jusqu'à ce qu'enfin ils les aient fixés en conservant ce nom à de véritables montagnes, celles qui séparent la Russie d'Europe de la Sibérie (monts Ourals). Il s'est plu à nous montrer les Scythes parcourant sur leurs chariots recouverts de feutre et traînés par des bœufs sans cornes, ces plaines immenses couvertes d'un brouillard épais et éternel où les animaux et les plantes ne peuvent atteindre leur développement normal. Les observations du père de la médecine sont en tous points confirmées par celles du père de l'histoire : elles se complètent mutuellement et forment les éléments les plus certains d'une histoire physique et politique de la race scythe.

La question de l'origine du traité des Airs , des Eaux et des Lieux ne m'arrêtera pas longtemps; tous les témoignages des anciens et des modernes déposent en faveur de son authenticité, et je ne recueillerai ici que les plus décisifs. Epiclès de l'école médicale d'Alexandrie, qui vivait peu après Bacchius de Tanagre, c'est-à-dire vers l'an 200 avant J.- C., paraît s'être occupé de ce traité. Erotien (49) a conservé une explication que ce médecin avait donnée d'un des mots obscurs qui s'y trouvent. Erotien (loc. cit., p. 22) le range parmi les livres étiologiques, et en cela il fait ressortir le côté lé plus saillant de cet ouvrage. Galien complète l'idée qu'on doit se faire de tout son ensemble en le mettant au nombre des livres hygiéniques (50). Il le cite en plus de vingt endroits, toujours avec la plus grande déférence et sans jamais élever de doutes sur sa légitimité (51). Il recommande de le lire comme une introduction indispensable aux livres I et III des *Epidémies* (52) et c'est encore à ce traité qu'il fait allusion quand il appelle Hippocrate le prince des philosophes (53). Quant aux témoignages qui se réduisent à de simples citations je renvoie à la note *a*, p.194 ; j'ai indiqué dans cette note les passages où les divers auteurs parlent de cet ouvrage, qu'ils mettent tous sous le nom d'Hippocrate. Les témoignages intrinsèques, c'est-à-dire ceux tirés de l'examen même *du traité des Airs, des Eaux et des Lieux*, ne sont pas moins favorables à son authenticité. La pureté du dialecte ionien, la gravité et l'harmonie du langage, la force et l'étendue des raisonnements le rendent digne en tous points des autres écrits légitimes d'Hippocrate ; et comme le remarque Gruner (*Censura*, p. 51) les quelques passages qui déparent ce bel ensemble sont peut-être dus à la main téméraire ou maladroite de quelque éditeur ou commentateur ancien. Par le fond de la doctrine, il se rattache positivement à quelques-uns des traités écrits par les prédécesseurs ou les successeurs immédiats d'Hippocrate, par exemple au traité *De la Nature de l'homme* et à celui *des Humeurs* et d'une manière plus indirecte, il est vrai, mais qui n'est pas moins certaine, au *Pronostic*, aux livres I et III des *Epidémies* et aux *Aphorismes* (54), qui sont unanimement attribués à Hippocrate lui-même. Il est encore un autre ordre de considérations auquel il n'est pas moins important de s'arrêter pour fixer la date sinon l'origine de cet ouvrage, je veux parler du double rapport qui le rattache, d'une part à l'Histoire d'Hérodote, et de l'autre aux *Météorologiques* et surtout aux *Problèmes* d'Aristote, où les emprunts ne portent pas seulement sur les idées, mais sur les phrases mêmes. Cette remarque me semble importante, et je ne sache pas qu'elle ait été déjà faite. Entre Hérodote et Hippocrate il y a véritablement un progrès ; dans Hippocrate, la géographie a quelque chose de plus positif ; la description des peuples est faite à un point de vue plus philosophique, leurs mœurs sont expliquées d'une manière plus large ; je ne parle pas de la division générale de la terre, qui resta bien longtemps encore un point de litige. Entre Hippocrate et Aristote, il y a aussi un progrès ; ce dernier ne juge plus les phénomènes sur leurs apparences les plus grossières, mais il les explique à l'aide de connaissances avancées en physique. Ainsi le *traité des Airs, des Eaux et des Lieux* appartient par le côté scientifique à une époque de transition, entre les écoles presque entièrement spéculatives de la grande Grèce et de l'Asie-Mineure, et celle véritablement positive fondée par Aristote ; par le fond des doctrines médicales, il tient précisément à l'époque où florissait Hippocrate ; il n'y a donc aucune raison de ne pas le lui attribuer positivement avec les anciens et les modernes. Ce traité a joui de la plus brillante fortune. Les doctrines qui y sont établies, les faits qui y sont exposés ont été suivies avec respect, et acceptés aveuglément ; depuis son apparition jusqu'au commencement du XIXe siècle, il a dominé la météorologie et la climatologie médicales ; presque tous les médecins qui, pendant cette longue période, ont abordé ces intéressantes questions, se sont contentés de l'abréger, de le développer, de le copier même et souvent sans le nommer, comme cela est arrivé à Avicenne, à B. Gordon, à Ambroise paré, etc., tandis que Huxam, Ramazzini, Tourtelle, etc., le citent avec éloges.

NOTES

(1). *De Nat. hominis,* Foes, sect. Ill, p..228. Cf. aussi le commentaire de Galien sur ce passage, *Com. II, in lib. de Nat. hom.,* texte 2 et suiv., t. XV, p. 117 et suiv. - C'est dans ce livre *de la Nature de l'homme* qu'est proclamé et défendu le principe de la guérison des maladies par leurs contraires. - Cf. aussi *Com.I, in Epid. I, in prooem.* t. XVII, p.2 à 12, édit. de Kuehn. - La division des maladies en deux classes semble avoir été adoptée aussi par Platon, mais à un autre point de vue (*de Republ.,* III.)
(2) *Précis de la Géographie universelle,* éd. de Huot. Paris, 1832, t. II, p. 540 et suiv.
(3) *Probl.* XXVI, 51.
(4) Cf Moreau, *de Missione sanguinis in pleuritide,* p. 4, et aussi

Caelius Aurelianus, *Morb. acut.*, II, 22, p. 131, éd. Almel - La ville de Parium est nommée par Hippocrate (*Epid.* III, 4e constit. premier malade, §. 28 de mon édit.) ; Galien, commentant ce passage d'Hippocrate (t. XVII, p.739, rapporte également l'observation d'Asclépiade.

(5) Dans Oribase, *Collect. med.*, IX, 11, p. 368, éd. d'Estienne; et dans celle de De Matthaei, Moscou 1808, in-4°, p. 220. Cette édition est d'une extrême rareté et fort précieuse.

(6) Oribase, *Collect. med.* IX, 15, p. 370 et suiv. ; et dans l'éd, de De Matthaei p. 236 et suiv.

(7) Orib. lib. cit. IX, 12, p. 368 et dans l'éd. de De Matthaei, p. 230 et suiv.

(8) *Com. I in Epid.*,I, texte 1, t. XVII, p. 10. *Com. III in lib. de Hum.*, texte 5 et 13, t. XVI. - Et dans Oribase, *Collect. med.*, IX, 10, p. 368, éd. d'Estienne.

(9) *Canon medicinae*, lib. I, fen. 2 , doct. t, cap. 2, p. 107 ; éd. de Venise ; 1608, in-fol.

(10) *Traité des Fièvres intermittentes*, etc, p. 69, in-8°, Paris, 1842.

(11) *Essai de Géographie médicale*, Paris, 1843, in-8°, p. 51 et suiv.

(12) *De re medica*, II, 18, p. 80, éd. de Milligan. Édimbourg, 1831.

(13) Dans Aetius, *Tebrab.* I, *serm.* III, 165, p. 151, éd. d'Estienne ; dans Oribase, *Med, collect.*, V, 3, p. 260. Le texte grec du passage qu'Oribase emprunte à Rufus se trouve à la page 179 et suiv., dans l'édit. de De Matthaei. Moscou, 1806, in-8°. Cette édition n'est ni moins rare ni moins précieuse que celle d'Oribase mentionnée plus haut ; c'est cette édition que je cite quand je ne renvoie pas à celle d'Estienne.

(14) *Deipnosophistae*, II p. 40 et suiv., éd. Casaub .- Athénée a consacré un long chapitre aux eaux ; il s'occupe plus spécialement de celles qui présentent quelques particularités, toutefois il parle aussi des caractères généraux des eaux.

(15) Aëtius, Oribase (*loc. cit.*).

(16) *De Re medica* (texte grec), I,50, f° 6, v°. Venise, 1528, in-fol. éd. d'Estienne , p. 358.

(17) *De Spirittu animali* (texte grec), II, 5 ; dans les *Physici et Medicis graeci minores*, éd. d'Ideler, t. 1, p. 370; dans l'éd. d'Estienne, p. 32.

(18) Lib. I, fen. II, doct. II, cap. XVI, t. I, p. 114. *Canon*

medicinae.

(19) *Œuvres*, XXIVe livre, chap. XXIII, t. III, p 403, éd. de Malgaigne.

(20) *Éléments d'Hygiène*, 3, édit., t. I, sect. II, chap. VI, p. 347 et suiv. Paris, 1815.

(21) *Dictionnaire* en 60 vol., t. X, p. 450 et suiv.

(22) *Dictionnaire de Médecine*, t. X, art. *Eau.*

(23) *Nouveaux éléments d'Hygiène*, t. XI, p. 189 et suiv. ; Paris, 1838, 2e éd.

(24) *Cours élémentaire d'Hygiène*, t. 1, p.307 et suiv, 2° édit. Paris, 1828.

(25) *Com. III in lib. de Hum.*, t. 3, tome XVI, p. 362.

(26) Cf *Dict. de Méd.*, t. XIX, art. *Marais*, par M. Rochoux.

(27) Galien fait sur ce texte de très bonnes réflexions, qui prouvent une observation habile et des connaissances avancées en physique.- Cf. *Com. III, in lib. de Hum*, texte 3, t. XVI, p. 357 et suiv. Cf aussi *de Sanit, tuend.*, I , 11, t. VI. p. 458. C'est dans ce traité qu'il compare à l'air vicié par la respiration celui qui est enfermé entre deux montagnes, et non celui des marais, comme le disent Coray (t. II, p. 91), et Ideler, dans son excellent ouvrage intitulé *Meteorologia veterum Graecorum et Romanorurn* (Berlin, 1832, in-8°, p.25), ouvrage auquel je renvoie, du reste, pour tout ce qui regarde l'eudiométrie chez les anciens.

(28) Praxagore [de Cos] cité par Athénée (*Deipnos.* p.46, ed. Casaub.) louait par-dessus toutes les eaux de pluie. Tous les anciens leur ont accordé les mêmes éloges, que les modernes ne leur ont pas déniés, et qu'elles méritent justement quand elles sont recueillies comme il convient.

(29) (29) C'est du reste la seule raison qui soit invoquée par Paul d'Égine, *de Re medica*, I, 50. Venise, 1528, p. 6, v°, lig. 40.

(30) Cf. *Meteor.*, I, 9, 3, éd. d'Ideler, et, pour de plus amples détails, la *Meteorologia veterum*, du même auteur, cap. V, § 15, p. 96 et suiv. - Platon (*Timée*, p. 132, C, éd. de Th. H. Martin) regardait la pluie comme résultant de l'extrême condensation de l'air. Ailleurs (p. 160, E), il paraît avoir reconnu l'influence de l'abaissement de température sur la formation de la pluie, de la neige, de la grêle et des frimas. - Cf. aussi Septalius, Com. III, p. 242 et suiv.

(31) *Dictionnaire de Médecine*, t. XI, p. 5, art. *Eau.*

(32) *Noct. attic.*, XIX, 5. - Cf. aussi Ideler, *loc.cit.*, p. 35.

(33) Cf., entre autres, Rufus dans Aëtius, p. 152, éd. d'Estienne. Cet auteur observe en outre que les fleuves descendants des pays malsains ont des eaux très mauvaises, mais que ceux qui sont alimentés par des sources qui ne tarissent jamais, et qui ne reçoivent point d'autres fleuves, ont des eaux très potables. Il attribue aussi aux eaux du Nil les plus excellentes qualités. - Les eaux de fleuves sont très potables et très salubres quand elles roulent rapidement sur un fond rocailleux, et surtout quand elles sont prises au milieu du courant.

(34) Cf. *Dict. de Méd.*, vol. cité, p. 7.

(35) *De Morb. vesicae et renum*, p. 96, éd. de De Matthaei.

(36) *Com. III in lib. de Hum.*, texte 4, t. XVI, p. 365. Galien reconnaît encore d'autres causes à la lithogenèse; j'y reviens ailleurs.

(37) Celse *de Re medica*, I, in prooem.) dit aussi : «Il n'importe pas seulement de savoir comment sont les jours présents, mais comment ont été les jours passés.»

(38) Cf. sur ces deux points Prichard, *Histoire naturelle de l'Homme*, traduit de l'anglais parle docteur Roulin, 2 vol. in-8°. Paris, 1843, t. 1, sect. VI, VII et VIII.

(39) Cf. du reste Coray, t. I, p. CXII, § 103.

(40) *De Legibus,* V, in fine.

(41) Tous les textes vulgaires, y compris celui d'Orelli (Zurich, 1841), et le vieux et excellent manuscrit.1807, le seul de la Bibliothèque royale qui renferme les Lois, ont tous ὡς οὐκ εἰσιν, ce qui est évidemment en contradiction avec la pensée de Platon et avec le contexte. D'après cette considération, et aussi sur l'autorité de Cornarius et de Ficin, Ast, dans sa grande édition des Lois (Lipsiae, 1814, in-8°, t. II, p. 27-E), retranche oék. Cette correction est très satisfaisante, mais il est probable qu'elle ne rend pas le texte primitif. M. Dübner, à qui j'ai soumis cette difficulté, pense que οὐκ εἰσιν ont été substitués parle copiste à ἐοίκασιν. Galien cite deux fois ce passage (Com. II in *de Hum,* texte 30, t. XVI, p. 319, et : *Quod animi mores temp. seq.*, cap. 9, t. IV, p. 806) ; mais le membre de phrase où se trouvent les mots en litige est précisément omis dans les deux citations. Toutefois il est

évident que Galien interprétait ce passage sans négation. Grou et M. Cousin, qui le suit, ont retranché cette négation sans avertir de la difficulté.

(42) Les variantes sont ici nombreuses et discordantes; les plus importantes sont ἐναίσιοι et ἀναίσιοι, ou ἀπαίσιοι. Ἐναίσιοι (convenable, de bon augure), donné par Orelli et par le ms. 1807, ne peut subsister ; il faut absolument lire avec Galien (Quod animi, etc.) ἀπαίσιοι; ou bien ἀναίσιοι, *emportés* avec Galien (*Com. in de Hum.*, dans le ms. suppl., n° 2 à la marge) et avec Estienne; ce sens est confirmé par Ruhnken (ad Timaeum, p. 97), par Schneider (Lexicon), et par Ast (loc. cit.), qui lit ἐξαίσιοι.

(43) Le ms. 1807 et Gal., t. XVI, p. 319, sont διειλήσεις; les éditeurs ont restituéd' εἰλήσεις, dont Ast (loc. cit.) a très bien fixé le sens. Galien a lu ἡλιάσεις, et lui donne à peu prés la même signification qu'εἰλήσεις, bien que le premier mot soit pris ordinairement dans le sens d'insolation.

(44) Cf. *Quod anim. mores corp. temper. sequantur*, 9, t. IV, p. 804. et suiv.

(45) *De la Républ.*, II, 6, trad. de M. B. Saint-Hilaire, t. II, p. 41.

(46) *Handbuch der alten Geographie*, u. s. w. (ou *Manuel de Géographie ancienne tiré des sources*), par A. Forbiger, 1ère partie, in-8°. Leipzig, 1842, p. 171.

(47) Cf. son *édition critique d'Hérodote*, 5 vol. in-8°. Leipzig, 1830 à 35 ; t.1, p.513, note. Le sentiment de Baehr est étayé de celui de Niebuhr et de Dahlmann.

(48) Cf. *Geographia Africae Herodotea*, in-8°, Gottingue, 1788, p. 13.

(49 *Gloss.*, éd. de Franz, p. 210, au mot Κακόνιαι, ou mieux Κακονίαι.

(50) *Lib.ad Thrasybulum*, cap. 29, t. V, p.881.

(51) Cf. *de Difficul.resp.*, III, 1, t. VII, p. 891, où il place le *Traité des Airs*, etc., au nombre de ceux qu'on attribue avec raison à Hippocrate.

(52) Cf. *Com. I in Epid.*, I, in prooemio, t. XVII, p. 7. - Palladius (*Schol. in ib. Hipp. de Fract.in prooem.*) fait la même recommandation.

(53) Cf. *Quod anim. mores temperam.sequantur*, cap. VII, t. IV, p. 798.

(**54**) Ainsi les Épidémies ne sont qu'une application pratique des théories du *traité des Airs, des Eaux et des Lieux*. Ainsi on retrouve la première partie de ce traité presque tout entière dans les *Aphorismes* ; ainsi, dans le *Pronostic*, il est recommandé de tenir compte des conditions de l'année en général, de celles des saisons, des constitutions atmosphériques et médicales. Je sais bien que la comparaison même du *Pronostic* avec le traité qui nous occupe soulève une grave difficulté : dans le premier, Hippocrate admet une influence divine, un τὶ θεῖον dans les maladies ;dans le second, il combat la croyance à ce τὶ θεῖον. En examinant les choses de près, on trouve que la contradiction n'est pas aussi grande qu'on serait tenté de le croire au premier aperçu ; car si, d'un coté, il admet un τὶ θεῖον, il n'exclut pas non plus la nature, et de l'autre s'il semble mettre au premier rang la nature, il ne rejette pas non plus toute espèce d'intervention divine. D'ailleurs cette difficulté pourrait se résoudre indirectement en admettant avec M. Littré (t. II, p. 99 et 217) un long espace de temps entre la rédaction du *Pronostic* et celle du *traité des Airs, des Eaux et des Lieux* et l'on sait qu'il ne faut pas un très long intervalle pour modifier, pour changer même complètement les idées d'un homme ! Enfin la difficulté subsisterait tout entière, qu'elle ne me semblerait pas de nature à infirmer absolument les graves témoignages que j'ai rassemblés ici, elle ne pourrait que jeter quelque hésitation dans l'esprit.

Les paroles par lesquelles Gruner (*Censura*, p. 61)termine ses remarques sur le *traité des Airs, des Eaux et des Lieux,* s'adressent plutôt encore aux médecins de notre temps, qu'à ceux de son époque; je les rapporte en finissant : «Il est, dit-il, à souhaiter que les médecins s'attachent aux pas du divin vieillard, et que, poussés par son exemple, ils traitent [avec les connaissances de leur temps] cette partie de la science, si nécessaire et si ardue; mais hélas! l'observation attentive qu'elle réclame est entourée de tant d'ennuis et de difficultés, qu'on ne s'en occupe guère, et qu'elle est à peu prés négligée.»

[1] CELUI qui veut s'appliquer convenablement à la médecine doit faire ce qui suit : considérer, premièrement, par rapport aux saisons de l'année les effets que chacune d'elles peut produire, car elles ne se ressemblent pas, mais elles diffèrent les unes des autres,

et [chacune en particulier diffère beaucoup d'elle-même] dans ses vicissitudes ; en second lieu, les vents chauds et les vents froids, surtout ceux qui sont communs à tous les pays ; ensuite ceux qui sont propres à chaque contrée. Il doit également considérer les qualités des eaux, car, autant elles diffèrent par leur saveur et par leur poids, autant elles diffèrent par leurs propriétés. Ainsi, lorsqu'un médecin arrive dans une ville dont il n'a pas encore l'expérience, il doit examiner sa position et ses rapports avec les vents et avec le lever du soleil ; car celle qui est exposée au nord, celle qui l'est au midi, celle qui l'est au levant, celle qui l'est au couchant, n'exercent pas la même influence. Il considérera très bien toutes ces choses, s'enquerra de la nature des eaux, saura si celles dont on fait usage sont marécageuses et molles, ou dures et sortant de l'intérieur des terres et de rochers, ou si elles sont salines et réfractaires. Il examinera si le sol est nu et sec, ou boisé et humide ; s'il est enfoncé et brûlé par des chaleurs étouffantes, ou s'il est élevé et froid. Enfin il connaîtra le genre de vie auquel les habitants se plaisent davantage, et saura s'ils sont amis du vin, grands mangeurs et paresseux, ou s'ils sont amis de la fatigue et des exercices gymnastiques, mangeant beaucoup et buvant peu.

[2] C'est de semblables observations qu'il faut partir pour juger chaque chose. En effet, un médecin qui sera bien éclairé sur ces circonstances, et principalement celui qui le sera sur toutes, ou du moins sur la plupart, en arrivant dans une ville dont il n'a pas encore l'expérience, ne méconnaîtra ni les maladies particulières à la localité (maladies endémiques), ni la nature de celles qui sont communes à tous, ne sera point embarrassé dans leur traitement, et ne tombera point dans les fautes qu'on doit vraisemblablement commettre si l'on n'a pas d'avance approfondi tous ces points. Pour chaque saison qui s'avance et pour l'année, il pourra prédire et les maladies communes à tous (générales) qui doivent affliger la ville en été ou en hiver, et celles dont chacun en particulier est menacé s'il fait des écarts de régime. Connaissant les vicissitudes des saisons, le lever et le coucher des astres, et la manière dont tous ces phénomènes se passent, il pourra prévoir ce que sera l'année. Après de telles investigations et avec la prévision des temps, il sera bien préparé pour chaque cas particulier, connaîtra les moyens les plus propres à rétablir la

santé, et n'obtiendra pas un médiocre succès dans l'exercice de son art. Si quelqu'un regardait ces connaissances comme appartenant à la météorologie, pour peu qu'il veuille suspendre son opinion, il se convaincra que l'astronomie n'est pas d'une très mince utilité pour la médecine, mais qu'elle lui est au contraire d'un très grand secours. En effet, chez les hommes, l'état des cavités change avec les saisons.

[3] Je vais exposer clairement la manière d'observer et de vérifier chacune des choses dont je viens de parler. Supposons une ville exposée aux vents chauds (ceux qui soufflent entre le lever d'hiver du soleil et le coucher d'hiver), ouverte à ces vents et abritée contre ceux du nord ; les eaux y sont abondantes, mais salines, peu profondes et nécessairement chaudes en été, et froides en hiver. [Ces eaux étant nuisibles à l'homme, elles causent un grand nombre de maladies.] Les habitants ont la tête humide et phlegmatique, et le ventre souvent troublé par le phlegme qui descend de la tête. Chez la plupart, les formes extérieures ont une apparence d'atonie. Ils ne sont capables ni de bien manger ni de bien boire. Tout homme qui a la tête faible ne saurait supporter le vin, car il est plus que d'autres exposé aux accidents que l'ivresse développe du côté de la tête. [Les habitants d'une telle ville ne sauraient vivre longtemps.] Voici maintenant quelles sont les maladies endémiques : les femmes sont valétudinaires et sujettes aux écoulements ; beaucoup sont stériles par mauvaise santé plutôt que par nature ; elles avortent fréquemment. Les enfants sont attaqués de convulsions, d'asthmes auxquels on attribue la production du mal des enfants (de l'épilepsie), qui passe pour une maladie sacrée. Les hommes sont sujets aux dysenteries, aux diarrhées, aux épiales, à de longues fièvres hibernales, aux épinyctides, aux hémorroïdes. Les pleurésies, les péripneumonies, les causas et toutes les maladies réputées aiguës ne sont pas fréquentes, car il n'est pas possible que ces maladies sévissent là où les cavités sont humides. Il y a des ophtalmies humides qui ne sont ni longues ni dangereuses, à moins qu'il ne règne quelque maladie générale, par suite de vicissitudes des saisons. Lorsque les hommes ont passé cinquante ans, ils sont sujets à des catarrhes qui viennent de l'encéphale et qui les rendent paraplectiques, lorsqu'ils ont été subitement frappés sur la tête par un soleil

ardent ou par un froid rigoureux. Telles sont les maladies endémiques pour les habitants de ces localités ; et s'il règne en outre quelque maladie générale dépendante des vicissitudes des saisons, ils y participent également.

[4] Quant aux villes exposées, au contraire, aux vents froids (ceux qui soufflent entre le coucher d'été du soleil et le lever d'été), qui les reçoivent habituellement et qui sont à l'abri du notus et des [autres] vents chauds, voici ce qui en est : d'abord les eaux y sont généralement dures et froides. Les hommes sont nécessairement nerveux et secs ; la plupart ont les cavités inférieures sèches et réfractaires ; les supérieures, au contraire, plus faciles à émouvoir. Ils sont plutôt bilieux que phlegmatiques ; ils ont la tête saine et sèche, et sont en général sujets aux ruptures internes. Les maladies qui règnent dans ces localités sont les pleurésies en grand nombre, et toutes les maladies réputées aiguës. Il doit nécessairement en être ainsi quand les cavités sont sèches. Beaucoup deviennent empyématiques sans cause apparente ; mais la véritable, c'est la rigidité du corps et la sécheresse de la cavité [pectorale], car la sécheresse et l'usage de l'eau froide [par qualité] expose aux ruptures internes. Nécessairement, les hommes d'une telle constitution mangent beaucoup et boivent peu (car on ne saurait être à la fois grand buveur et grand mangeur) ; les ophtalmies sont rares chez eux, mais il en survient de sèches et violentes qui opèrent promptement la fonte de l'oeil. Chez les sujets au-dessus de trente ans, il arrive pendant l'été de violentes hémorragies nasales. Les maladies qu'on appelle sacrées sont rares, mais violentes. Il est naturel que ces hommes vivent plus longtemps que les autres ; que leurs plaies ne deviennent ni phlegmatiques, ni rebelles ; que leurs mœurs soient plus sauvages que douces. Telles sont pour les hommes les maladies endémiques, et s'il règne en outre quelque maladie générale dépendante de la révolution des saisons [ils y participent]. Quant aux femmes, d'abord il y en a beaucoup de stériles, parce que les eaux sont crues, réfractaires et froides ; leurs purgations menstruelles ne sont pas convenables, elles sont peu abondantes et de mauvaise qualité ; en second lieu, leurs accouchements sont laborieux, mais elles avortent rarement. Lorsqu'elles sont accouchées, elles ne peuvent nourrir leurs enfants, parce que

leur lait est tari par la dureté et la crudité des eaux. Chez elles, les phtisies sont très fréquentes à la suite des couches ; car les efforts [de l'accouchement] produisent des tiraillements et des déchirures [internes]. Les enfants, tant qu'ils sont petits, sont sujets aux hydropisies (infiltrations séreuses) du scrotum ; mais elles se dissipent à mesure qu'ils avancent en âge. La puberté est tardive dans une telle ville. Voilà, comme je viens de le montrer, ce qui concerne les vents chauds, les vents froids, et les villes qui y sont exposées.

[5] Quant aux villes ouvertes aux vents qui soufflent entre le lever d'été du soleil et celui d'hiver, et à celles qui ont une exposition contraire, voici ce qui en est : les villes exposées au levant sont naturellement plus salubres que celles qui sont tournées du côté du nord ou du midi, quand il n'y aurait entre elles qu'un stade de distance (94 toises et demie). D'abord la chaleur et le froid y sont plus modérés ; ensuite les eaux dont la source regarde l'orient sont nécessairement limpides, de bonne odeur, molles et agréables, car le soleil à son lever dissipe [les vapeurs] en les pénétrant de ses rayons. En effet, dans la matinée, des vapeurs sont ordinairement suspendues sur les eaux. Les hommes ont une coloration plus vermeille et plus fleurie, à moins que quelque maladie ne s'y oppose. Leur voix est claire, ils ont un meilleur caractère, un esprit plus pénétrant que les habitants du nord ; de même toutes les autres productions naturelles sont meilleures. Une ville dans une telle position offre l'image du printemps, parce que le chaud et le froid y sont tempérés. Les maladies y sont moins fréquentes et moins fortes qu'ailleurs, mais elles ressemblent à celles qui règnent dans les villes exposées aux vents chauds. Les femmes y sont extrêmement fécondes et accouchent facilement. Il en est ainsi de ces localités.

[6] Les villes tournées vers le couchant, abritées contre les vents de l'orient et sur lesquelles les vents du nord et du midi ne font que glisser, sont dans une exposition nécessairement très insalubre ; car premièrement, les eaux ne sont point limpides, parce que le brouillard, qui le plus souvent occupe l'atmosphère dans la matinée, se mêle avec elles et en altère la limpidité ; en effet, le soleil n'éclaire pas ces régions avant d'être déjà fort élevé. En second lieu, il y souffle pendant les matinées d'été des brises

fraîches, il y tombe des rosées, et le reste de la journée le soleil, en s'avançant vers l'occident, brûle considérablement les habitants : d'où il résulte évidemment qu'ils sont décolorés et faibles de complexion, et qu'ils participent à toutes les maladies dont il a été parlé, sans qu'aucune leur soit exclusivement affectée. Ils ont la voix grave et rauque à cause de l'air qui est ordinairement impur et malfaisant. Les vents du nord ne le corrigent guère, parce qu'ils séjournent peu dans ces contrées, et ceux qui y soufflent habituellement sont très humides, car tels sont les vents du couchant. Dans une telle position, une ville offre l'image de l'automne, par les alternatives [de chaud et de froid qui se font sentir] dans la même journée, d'où résulte une grande différence entre le soir et le matin. Voilà ce qui concerne les vents salubres et ceux qui ne le sont pas.

[7] Pour ce qui reste à dire sur les eaux, je veux exposer lesquelles sont malfaisantes, lesquelles sont très salubres, quel bien, quel mal résulte vraisemblablement de leur usage, car elles ont une grande influence sur la santé. Les eaux de marais, de réservoirs et d'étangs, sont nécessairement chaudes en été, épaisses et de mauvaise odeur. Comme elles ne sont point courantes, mais qu'elles sont sans cesse alimentées par de nouvelles pluies, et échauffées par le soleil, elles sont nécessairement louches, malsaines et propres à augmenter la bile. En hiver, au contraire, glacées et froides, troublées par la neige et la glace, elles augmentent la pituite et les enrouements. Ceux qui eu font usage ont toujours la rate très volumineuse et obstruée ; le ventre resserré, émacié et chaud ; les épaules, les clavicules et la face également émaciées. Les chairs se fondent pour aller grossir la rate, voilà pourquoi ces hommes maigrissent. Ils mangent beaucoup et sont toujours altérés. Ils ont les cavités [abdominales] inférieures et supérieures très sèches, en sorte qu'il leur faut des remèdes énergiques. Cette maladie leur est familière en été aussi bien qu'en hiver. En outre, les hydropisies sont fréquentes et très mortelles, car il règne en été beaucoup de dysenteries, de diarrhées et de fièvres quartes très longues ; ces maladies traînant en longueur, font tomber des sujets ainsi constitués en hydropisie et les font mourir. Telles sont les maladies qui viennent en été. En hiver, chez les jeunes gens, les pneumonies,

les affections maniaques ; chez les individus plus âgés, les causus, à cause de la sécheresse du ventre ; chez les femmes, les oedèmes et les leucophlegmasies ; elles conçoivent difficilement et accouchent laborieusement. Les enfants qu'elles mettent au monde, d'abord gros et boursouflés, s'étiolent et deviennent chétifs pendant qu'on les allaite. Chez les femmes la purgation qui suit les couches ne se fait point d'une manière avantageuse. Les hernies sont très communes dans l'enfance ; dans l'âge viril, les varices et les ulcères aux jambes. Avec une telle constitution, les hommes ne sauraient vivre longtemps ; aussi sont-ils vieux avant que le temps soit arrivé. De plus, les femmes paraissent enceintes, et quand le terme de l'accouchement est arrivé, le volume du ventre disparaît ; cela vient de ce qu'il se forme une hydropisie dans la matrice. Je regarde donc ces eaux comme nuisibles pour toute espèce d'usage. Viennent ensuite les eaux qui sortent des rochers (car elles sont nécessairement dures) ; ou celles qui sourdent des terres recélant des eaux thermales, ou du fer, ou du cuivre, ou de l'argent, ou de l'or, ou du soufre, ou du bitume, ou de l'alun, ou du natrou ; car toutes ces matières sont produites par la force de la chaleur. Il n'est pas possible que les eaux sortant d'un pareil sol soient bonnes ; mais elles sont dures et brûlantes, elles passent difficilement par les urines et sont contraires à la liberté du ventre. Mais elles sont très bonnes les eaux qui coulent de lieux élevés et de collines de terre, car elles sont agréables, ténues, et telles qu'il faut une petite quantité de vin [pour les altérer]. De plus, elles sont chaudes en hiver, froides en été, et il en est ainsi à cause de la grande profondeur de leurs sources. Mais il faut particulièrement recommander celles dont les sources s'ouvrent au levant, parce qu'elles sont nécessairement plus limpides, de bonne odeur et légères. Toute eau salée, et par conséquent réfractaire et dure, n'est pas bonne à boire. Il est cependant certaines constitutions, certaines maladies auxquelles l'usage de pareilles eaux convient ; j'en parlerai bientôt. Quant à [l'exposition] des eaux, voici ce qui en est : Celles dont les sources s'ouvrent au levant sont les meilleures ; au second rang sont les eaux qui coulent entre le lever et le coucher d'été du soleil, surtout celles qui se rapprochent le plus du lever ; au troisième rang, celles qui coulent entre le coucher d'été et celui d'hiver ; sont très mauvaises celles qui coulent vers le midi et entre le lever et le coucher d'hiver ; par les vents du midi, elles sont tout à fait funestes ; par les vents du nord, elles sont meilleures. Il convient de régler l'usage de ces eaux de la manière suivante : un homme bien portant et vigoureux ne doit pas choisir, mais boire celles qui sont à sa portée ; au contraire, celui qui, pour une maladie, veut boire l'eau la plus convenable [à son état], recouvrera la santé en se conformant à ce qui suit : pour ceux dont le ventre est dur et s'échauffe facilement, les eaux très douces, très légères et très limpides sont avantageuses ; pour ceux au contraire qui ont le ventre mou, humide et plein de phlegme, ce sont les eaux très dures, très réfractaires et légèrement salées, car elles dessèchent très bien [le superflu des humeurs]. Les eaux très propres pour la cuisson et qui bouillent facilement sont propres à humecter le ventre et à le relâcher, tandis que les eaux dures, réfractaires, et très mauvaises pour la cuisson, sont très propres à le dessécher et le resserrent. En effet, c'est par défaut d'expérience que l'on se trompe sur les eaux salines et qu'on les regarde comme purgatives ; elles sont contraires aux évacuations alvines : car, réfractaires et impropres à la cuisson, elles resserrent plutôt qu'elles ne lâchent le ventre. Voilà ce qui concerne les eaux de source.

[8] Quant aux eaux de pluie et de neige, je vais dire comment elles se comportent. Celles de pluie sont très légères, très douces, très ténues et très limpides ; car, la première action que le soleil exerce sur l'eau, c'est d'en attirer et d'en enlever les parties les plus subtiles et les plus légères. La formation des sels rend cela évident. En effet, la partie saine se dépose à cause de son poids et de sa densité, et constitue le sel, tandis que la partie la plus ténue est enlevée par le soleil, à cause de sa légèreté. Cette évaporation ne s'opère pas seulement sur la mer, mais encore sur les eaux stagnantes et sur tout ce qui renferme quelque humidité, et il en existe dans toute chose. Le soleil attire du corps même de l'homme ce qu'il y a de plus subtil et de plus léger dans ses humeurs. En voici une très grande preuve : quand un homme couvert d'un manteau marche ou s'assied au soleil, la surface du corps immédiatement exposée à l'ardeur de ses rayons ne sue pas ; car le soleil évapore la sueur à mesure qu'elle se forme, mais

toutes les parties recouvertes parle manteau ou par quelqu'autre vêtement se couvrent de sueur, car elle est attirée par le soleil et forcée d'apparaître au dehors ; mais elle est protégée parles habits, en sorte qu'elle ne peut être évaporée par le soleil : au contraire quand on se met à l'ombre, tout le corps est également mouillé par la sueur, car les rayons du soleil ne frappent pas sur lui. En conséquence l'eau de pluie est de toutes les eaux celle qui se corrompt et qui acquiert le plus promptement une mauvaise odeur, parce qu'elle est composée et mélangée, de sorte qu'elle se corrompt très vite. Il faut ajouter que, l'eau une fois attirée et élevée, se mêle avec l'air et se porte de tous côtés avec lui ; alors sa partie la plus trouble et la plus opaque se dépose, se condense ,et forme des vapeurs et des brouillards, tandis que le reste plus subtil et plus léger demeure et s'adoucit, étant brûlé et cuit par le soleil. Toutes les autres substances s'adoucissent également par la coction ; cependant, tant que cette partie [subtile et légère] est dispersée et n'est pas condensée, elle se porte vers les régions supérieures, mais lorsqu'elle est rassemblée dans un même lieu et condensée par des vents qui soufflent tout à coup dans des directions opposées, elle se précipite du point où la condensation se trouve être plus considérable. Il est naturel que cela arrive, surtout quand des nuages ébranlés et chassés par un vent qui ne cesse de souffler, sont tout à coup repoussés par un vent contraire et par d'autres nuages. La condensation s'opère au premier point de rencontre, puis d'autres nuages s'amoncelant, leur amas s'épaissit, devient plus noir, se condense de plus en plus, crève par son propre poids et tombe en pluie : voilà pourquoi l'eau pluviale est naturellement la meilleure, mais elle a besoin d'être bouillie et d'avoir déposé ,autrement elle acquiert une mauvaise odeur, rend la voix rauque et enroue ceux qui en font usage. -Les eaux de neige et de glace sont toutes mauvaises. L'eau une fois entièrement glacée ne revient plus à son ancienne nature, mais toute la partie limpide, légère et douce est enlevée ; la partie la plus trouble et la plus pesante demeure ; vous pouvez vous en convaincre de la manière suivante : pendant l'hiver, versez dans un vase une quantité déterminée d'eau, exposez ce vase le matin à l'air libre afin que la congélation soit aussi complète que possible, transportez-le ensuite dans un endroit chaud où la glace puisse se fondre entièrement ; quand elle le sera, mesurez l'eau de nouveau, vous la trouverez de beaucoup diminuée ; c'est une preuve que la congélation a enlevé et évaporé ce que l'eau avait de plus subtil et de plus léger, et non les parties les plus pesantes et les plus grossières, ce qui serait impossible. Je regarde donc ces eaux de neige et de glace, et celles qui s'en rapprochent, comme très mauvaises pour tous les usages. Voilà ce qui concerne les eaux de pluie, de neige et de glace.

[9] Les hommes sont particulièrement exposés à la pierre, aux affections néphrétiques, à la strangurie, à la sciatique et aux hernies, quand ils boivent les eaux dont les éléments sont très divers ; telles sont les eaux des grands fleuves dans lesquels d'autres fleuves se déchargent, et celles des lacs qui reçoivent quantité de ruisseaux de toute espèce, et les eaux étrangères qui n'ont pas leurs sources dans le voisinage, mais qui arrivent de lieux éloignés ; car une eau ne saurait être identique à une autre eau, mais les unes sont douces, les autres salées, quelques-unes alumineuses, d'autres viennent de sources chaudes ; ainsi mélangées, elles se combattent mutuellement, et la plus forte l'emporte toujours ; or ce n'est pas toujours la même qui est la plus forte, mais tantôt l'une, tantôt l'autre, suivant la prédominance des vents. A celles-ci le vent du nord donne de la force, à celles-là le vent du midi, et ainsi des autres. De pareilles eaux déposent nécessairement au fond des vases un sédiment de sable et de limon, qui occasionne les maladies mentionnées plus haut. Je dois ajouter immédiatement que ces effets ne se produisent pas chez tous les individus ; en effet, ceux qui ont le ventre libre et sain, dont la vessie n'est pas brûlante, ni son col trop rétréci, urinent facilement sans qu'il se forme des concrétions dans cet organe. Ceux au contraire dont le ventre est brûlant, ont nécessairement la vessie affectée de même, et quand celle-ci est échauffée au delà des limites naturelles, son col s'enflamme et retient l'urine qu'elle cuit et brûle dans son intérieur ; alors la partie la plus limpide se sépare et s'échappe, mais la plus trouble et la plus épaisse demeure et s'agglomère. D'abord petite, la concrétion devient ensuite plus volumineuse ; ballottée par l'urine, elle s'attache tout ce qui se dépose de matières épaisses : c'est ainsi qu'elle grossit et se durcit. Lorsqu'on veut uriner, la pierre, chassée par l'urine, tombe sur le

col de la vessie, en ferme l'ouverture et cause de fortes douleurs. Voilà pourquoi les enfants calculeux se tiraillent et se frottent la verge, car il leur semble que dans cette partie réside la cause qui les empêche d'uriner. La preuve qu'il en est ainsi, c'est que les calculeux rendent une urine très claire, parce que la partie la plus trouble et la plus épaisse demeure dans la vessie et s'y agglomère : c'est ainsi que les calculs se forment pour l'ordinaire. Chez les enfants, ils peuvent encore provenir du lait, quand il n'est pas sain, mais échauffé et bilieux ; ce lait échauffe le ventre et la vessie, et par suite, l'urine, devenue ardente, se modifie comme il vient d'être dit. Aussi je soutiens qu'il faut donner de préférence aux enfants du vin aussi coupé d'eau que possible ; cette boisson ne brûle et ne dessèche pas du tout les vaisseaux. La pierre ne se forme pas aussi fréquemment chez les jeunes filles [que chez les garçons] ; chez elles en effet l'urètre est court et large, en sorte que l'urine jaillit facilement ; elles ne se tiraillent pas, comme les garçons, les parties génitales, elles ne portent pas là main à l'extrémité de l'urètre, car il s'ouvre dans l'intérieur des parties génitales. (Chez les hommes au contraire, il n'est pas percé droit, aussi n'est-il pas large). Ajoutez que les femmes boivent plus que les garçons. Il en est ainsi de ces choses ou à peu près.

[10] Pour ce qui est des saisons, en faisant les observations suivantes on reconnaîtra ce que doit être l'année, malsaine ou salubre ; si les signes qui accompagnent le lever et le coucher des astres arrivent régulièrement, si, pendant l'automne, il tombe des pluies, si l'hiver est tempéré, c'est-à-dire s'il n'est pas trop doux, et si le froid ne dépasse pas la mesure ordinaire ; si pendant le printemps et l'été la quantité de pluie est en rapport avec les saisons, une telle année est vraisemblablement fort saine ; si, au contraire, l'hiver est sec et boréal, le printemps pluvieux et austral, l'été sera nécessairement fiévreux et produira des ophtalmies et des dysenteries ; car toutes les fois qu'une chaleur étouffante arrive tout à coup, la terre étant encore humectée par les pluies du printemps et par le vent du midi, la chaleur est nécessairement doublée par la terre chaude et humide, et par l'ardeur du soleil. Le ventre n'ayant pas eu le temps de se resserrer, ni le cerveau de se débarrasser de ses humeurs (car dans un pareil printemps il n'est pas possible que les chairs et le

corps ne soient abreuvés d'humidité), il y aura nécessairement des fièvres très aiguës chez tous les hommes, surtout chez ceux qui sont phlegmatiques. Il surviendra vraisemblablement des dysenteries chez les femmes et chez les sujets d'une complexion très humide. Si au lever de la Canicule il survient des pluies et des orages, si les vents étésiens soufflent, il y a lieu d'espérer que ces maladies cesseront et que l'automne sera salubre ; sinon, il est à craindre que la mort ne sévisse sur les femmes et sur les enfants, et un peu moins sur les sujets âgés, et que ceux qui réchappent ne tombent dans la fièvre quarte, et de la fièvre quarte dans l'hydropisie. Si l'hiver est pluvieux, austral et chaud, le printemps boréal, sec et froid, les femmes qui se trouvent enceintes et qui doivent accoucher à la fin du printemps, accoucheront prématurément ; celles qui arrivent à terme mettent au monde des enfants infirmes ; maladifs, qui périssent immédiatement [après leur naissance], ou qui vivent maigres, débiles et maladifs. Voilà pour les femmes. Les hommes seront pris de dysenteries, d'ophtalmies sèches ; chez quelques uns il se forme des fluxions de la tête aux poumons. Vraisemblablement il surviendra des dysenteries chez les individus phlegmatiques et chez les femmes, les humeurs pituiteuses descendant de la tête à cause de l'humidité de la constitution ; des ophtalmies sèches chez les sujets bilieux à cause de la chaleur et de la sécheresse de leur corps ; des catarrhes chez les vieillards, à cause de la laxité et de la vacuité de leurs vaisseaux, ce qui fait périr les uns de mort subite, et qui rend les autres paraplectiques de la partie gauche ou droite du corps ; en effet, lorsqu'à un hiver austral et chaud, pendant lequel ni le corps ni les vaisseaux n'ont pu se resserrer, succède un printemps boréal, sec et froid, le cerveau qui doit pendant cette saison se détendre et se purger par les coryzas et les enrouements, se resserre au contraire et se condense ; en sorte que l'été arrivant avec la chaleur, ce brusque changement produit les maladies mentionnées plus haut. Les villes qui sont dans une belle exposition par rapport aux vents et au soleil, et qui ont de bonnes eaux, se ressentent moins de ces intempéries. Celles au contraire qui sont mal situées par rapport au soleil et aux vents, et qui se servent d'eau de marais et d'étang, doivent s'en ressentir davantage. Quand l'été est sec, les maladies cessent plus vite ; s'il

est pluvieux, elles deviennent chroniques ; et quand elles touchent
à leur fin, elles se compliquent de lienteries et d'hydropisies,
car le ventre ne peut se dessécher facilement. S'il survient une
plaie, il est à craindre qu'elle ne se change, par toute espèce de
cause, en ulcère phagédénique. - Si l'été est austral et pluvieux, et
si l'automne est semblable, l'hiver sera nécessairement malsain.
Il surviendra vraisemblablement des causus chez les sujets
phlegmatiques et chez ceux qui ont passé quarante ans ; et des
pleurésies, des péripneumonies chez les individus bilieux. Si
l'été est sec et boréal, si l'automne est pluvieux et austral, il y
aura vraisemblablement, pendant l'hiver, des maux de tête, des
sphacèles du cerveau, et aussi des enrouements, des coryzas,
des toux, et chez quelques individus des phtisies ; mais si
l'automne est sec et boréal, et s'il n'y a pas de pluie ni au lever
de la Canicule , ni à celui d'Arcturus, il sera très favorable aux
constitutions phlegmatiques et humides ainsi qu'aux femmes,
mais il sera très funeste aux sujets bilieux ; en effet ils sont trop
desséchés et il leur survient des ophtalmies sèches, des fièvres
aiguës et chroniques, et chez quelques uns des mélancolies ; car
la partie la plus aqueuse et la plus ténue de la bile se consume,
la partie la plus épaisse et la plus âcre reste. Le sang se comporte
de la même manière ; voilà ce qui produit ces maladies chez
les bilieux. Cette constitution est au contraire favorable aux
phlegmatiques, leur corps se dessèche, et ils arrivent à l'hiver
n'étant pas saturés d'humeurs, mais desséchés. [Si l'hiver est
boréal et sec, et le printemps austral et pluvieux, il survient
pendant l'été des ophtalmies sèches, et des fièvres chez les enfants
et chez les femmes].

[11] En réfléchissant, en examinant ainsi, on préviendra la
plupart des effets qui doivent résulter des vicissitudes [des
saisons]. Mais il faut surtout prendre garde aux grandes
vicissitudes, et alors ne pas administrer de purgatifs sans
nécessité, ne pas brûler, ne pas inciser la région du ventre, avant
que dix jours et même plus ne soient passés. Les plus grandes et
les plus dangereuses vicissitudes sont les deux solstices, surtout
celui d'été, et ce qu'on regarde comme les deux équinoxes surtout
celui d'automne. Il faut également prendre garde au lever des
astres, surtout à celui de la Canicule, ensuite à celui d'Arcturus,

et au coucher des Pléiades. C'est principalement à ces époques que les maladies éprouvent des crises, que les unes deviennent mortelles, que les autres cessent ou se changent en maladies d'une espèce et d'une constitution différentes ; il en est ainsi de ces choses.

[12] Je veux, pour ce qui est de l'Asie à l'Europe, établir combien elles diffèrent en tout, et, pour ce qui est de la forme extérieure des nations [qui les habitent], démontrer qu'elles diffèrent entre elles et qu'elles ne se ressemblent aucunement. Mon discours serait beaucoup trop étendu si je parlais de toutes ; j'exposerai mon sentiment sur celles qui diffèrent de la manière la plus importante et la plus sensible. Je dis que l'Asie diffère de l'Europe par la nature de toutes choses, et par celle des productions de la terre, et par celle des hommes. Tout vient beaucoup plus beau et plus grand en Asie [qu'en Europe]. Le climat y est plus tempéré, les mœurs des habitants y sont plus douces et plus faciles. La cause de ces avantages c'est le tempérament exact des saisons. Située entre les [deux] levers du soleil, l'Asie se rapproche de l'orient et s'éloigne un peu du froid : or, le climat qui contribue le plus à l'accroissement et à la bonté de toutes choses, est celui où rien ne domine avec excès, mais où tout s'équilibre parfaitement. Ce n'est cependant pas que l'Asie soit partout la même ; la partie de son territoire placée à une égale distance de la chaleur et du froid, est très riche en fruits, très peuplée de beaux arbres, jouit d'un air très pur, offre les eaux les plus excellentes, aussi bien celles qui tombent du ciel que celles qui sortent de la terre. Le sol n'y est ni brûlé par des chaleurs excessives ni desséché par le hâle et le manque d'eau, ni maltraité par le froid, ni détrempé par des pluies abondantes et par des neiges. Il est naturel que sur un tel sol naissent abondamment les plantes propres à chaque saison, aussi bien celles qui viennent de semences que celles que la terre engendre d'elle-même. Les habitants emploient les fruits des [plantes venues spontanément], en adoucissant leurs qualités sauvages par une transplantation dans un terrain convenable. Le bétail y réussit parfaitement, il est surtout très fécond et s'élève très beau ; les hommes y ont de l'embonpoint, de belles formes et une taille élevée ; ils ne diffèrent guère entre eux par les formes et la stature. Une telle contrée ressemble beaucoup au printemps,

et par la constitution, et par l'égale température des saisons ; mais ni le courage viril, ni la constance dans les travaux, ni la patience dans la fatigue, ni l'énergie morale ne sauraient exister avec une pareille nature, que les habitants soient de race indigène ou étrangère : l'attrait du plaisir triomphe nécessairement de tout ; c'est pour cela que la forme des animaux est si variée. Voilà donc, suivant moi, ce qui concerne les Égyptiens et les Libyens.

[13] Quant aux peuples situés à la droite du lever d'été [et qui s'étendent] jusqu'aux Palus Méotides, limite de l'Eürope et de l'Asie, voici ce qu'il en est : tous ces peuples diffèrent plus les uns des autres que ceux dont je viens de parler ; ce qui tient aux vicissitudes des saisons et à la nature du sol. En effet, il en est de même pour le sol comme pour les hommes ; or les saisons éprouvent des vicissitudes fréquentes et considérables, le sol est très sauvage et très inégal : on y trouve des montagnes la plupart boisées, des plaines, des prairies où les saisons sont régulières, le sol est très uniforme. Le même rapport s'observe chez les hommes pour qui veut y faire attention. Il y a des naturels analogues à des pays montueux, couverts de bois et humides ; d'autres à des terres sèches et légères ; ceux-ci [ressemblent] à des sols marécageux et couverts de prairies ; ceux-là à des plaines nues et arides ; car les saisons qui modifient la nature de la forme diffèrent d'elles-mêmes, et plus elles en diffèrent, plus il y a de modification dans l'apparence extérieure.

[14] Je passerai sous silence tous les peuples qui ne diffèrent pas sensiblement [entre eux], et je vais parler de ceux qui présentent de notables différences, qu'elles tiennent à la nature ou à la coutume. Je commence parles Macrocéphales ; il n'est point de peuple qui ait la tête semblable à la leur. Dans le principe, l'allongement de la tête était l'effet d'une coutume, maintenant la nature prête secours à cette coutume, fondée sur la croyance que les plus nobles étaient ceux qui avaient la tête la plus longue ; voici quelle est cette coutume : aussitôt qu'un enfant est mis au monde, pendant que son corps est souple et que sa tête conserve encore sa mollesse, on la façonne avec les mains, on la force à s'allonger en se servant de bandages et d'appareils convenables qui lui font perdre sa forme sphérique et la font croître en longueur. Ainsi dans le principe, grâce à cette coutume, le changement de

forme était dû à ces violentes manœuvres mais avec le temps cette forme s'identifia si bien avec la nature, que celle-ci n'eût plus besoin d'être contrainte par la coutume, et que la puissance de l'art devint inutile. En effet, la liqueur séminale émanant de toutes les parties du corps, est saine quand les parties sont saines, altérée quand elles sont malsaines ; or, si le plus ordinairement on naît chauve de parents chauves ; avec des yeux bleus, de parents qui ont les yeux bleus ; louche de parents louches, et ainsi du reste, qu'est-ce qui empêche qu'on naisse avec une longue tête de parents qui ont une longue tête ? Aujourd'hui cette forme n'existe plus chez ce peuple comme autrefois, parce que la coutume est tombée en désuétude par la fréquentation des autres nations. Voilà, ce me semble, ce qui concerne les Macrocéphales.

[15] Quant aux peuples qui habitent sur le Phase, leur pays est marécageux, chaud, humide, couvert de bois ; il y tombe, dans toutes les saisons, des pluies abondantes et fortes. Ces hommes passent leur vie dans les marais. Ils bâtissent au milieu des eaux leurs habitations de bois ou de joncs. Ils ne marchent guère que pour aller à la ville ou au marché ; mais ils parcourent leur pays, montant et descendant les canaux qui y sont en grand nombre, dans des nacelles faites d'un seul tronc d'arbre. Ils font usage d'eaux chaudes, stagnantes, putréfiées par l'ardeur du soleil, et alimentées par les pluies. Le Phase lui-même est, de tous les fleuves, le plus stagnant et le plus lent dans son cours. Les fruits qui viennent dans cette localité sont chétifs, de mauvaise qualité et sans saveur, à cause de la surabondance des eaux ; aussi ne parviennent-ils jamais à maturité. Un brouillard épais produit par les eaux couvre toujours la contrée. C'est à ces conditions extérieures que les Phasiens doivent des formes si différentes de celles des autres hommes ; ils sont d'une stature élevée, mais si chargés d'embonpoint qu'ils n'ont ni les articulations ni les vaisseaux apparents. Leur teint est jaune-verdâtre comme celui des ictériques. Le timbre de leur voix est plus grave que partout ailleurs, parce qu'ils respirent un air qui n'est pas pur, mais humide et épais, comme du duvet. Ils sont naturellement enclins à éviter tout ce qui peut les fatiguer. Dans leur pays, les saisons n'éprouvent de grandes variations ni de chaud ni de froid. A l'exception d'un seul vent local, les vents du midi y dominent ; ce

vent souille parfois avec impétuosité, il est chaud et incommode ;
on le nomme Cenchron. Quant au vent du nord, il n'y parvient
que rarement, encore y souffle-t-il sans force et sans vigueur. Il en
est ainsi de la différence de nature et de forme entre les nations de
l'Asie.

[16] Quant à la pusillanimité, à l'absence de courage viril, si les
Asiatiques sont moins belliqueux et plus doux que les Européens,
la principale cause en est dans les saisons, qui n'éprouvent pas de
grandes variations ni de chaud ni de froid, mais qui sont à peu
près uniformes. En effet, l'esprit n'y ressent point ces commotions
et le corps n'y subit pas ces changements intenses, qui rendent
naturellement le caractère plus farouche et qui lui donnent plus
d'indocilité et de fougue qu'un état de choses toujours le même ;
car ce sont les changements du tout en tout qui éveillent l'esprit
de l'homme, et ne le laissent pas dans l'inertie. C'est, je pense,
à ces causés extérieures qu'il faut rapporter la pusillanimité des
Asiatiques, et aussi à leurs institutions ; en effet, la plus grande
partie de l'Asie est soumise à des rois ; et toutes les fois que les
hommes ne sont ni maîtres de leurs personnes, ni gouvernés
par les lois qu'ils se sont faites, mais par la puissance despotique,
ils n'ont pas de motif raisonnable pour se former au métier des
armes, mais au contraire pour ne pas paraître guerriers, car les
dangers ne sont pas également partagés. C'est contraints par la
force, qu'ils vont à la guerre, qu'ils en supportent les fatigues,
et qu'ils meurent pour leurs despotes, loin de leurs enfants, de
leurs femmes et de leurs amis. Tous leurs exploits et leur valeur
guerrière ne servent qu'à augmenter et à propager la puissance
de leurs despotes ; pour eux, ils ne recueillent d'autres fruits que
les dangers et la mort. En outre, leurs champs se changent en
déserts, et par les dévastations des ennemis, et par la cessation
des travaux ; en sorte que s'il se trouvait parmi eux quelqu'un qui
fût par nature courageux et brave, il serait, par les institutions,
détourné d'employer sa bravoure. Une grande preuve de ce que
j'avance, c'est qu'en Asie tous les Grecs et les Barbares qui ne se
soumettent pas au despotisme, et qui se gouvernent par eux-
mêmes, sont les plus guerriers de tous, car c'est pour eux-mêmes
qu'ils courent les dangers, eux-mêmes reçoivent le prix de leur
courage, ou la peine de leur lâcheté. Au reste vous trouverez que

les Asiatiques diffèrent entr'eux : ceux-ci sont plus vaillants, ceux-là plus lâches. Cette différence tient encore aux vicissitudes des saisons, ainsi que je l'ai dit plus haut. Voilà ce qui concerne l'Asie.

[17] En Europe, il existe une nation scythe qui habite aux environs des Palus Méotides ; elle diffère des autres nations : elle est connue sous le nom de Sauromates. Les femmes montent à cheval, tirent de l'arc, lancent le javelot de dessus, leur cheval, et se battent contre les ennemis tant qu'elles sont vierges. Elles ne se marient pas avant d'avoir tué trois ennemis, et ne cohabitent pas avec leurs maris avant d'avoir offert les sacrifices prescrits par la loi. Une fois mariées, elles cessent de monter à cheval, à moins que la nation ne soit forcée à une expédition générale. Elles n'ont pas de mamelle droite ; car, lorsqu'elles sont encore dans leur première enfance, les mères prennent un instrument de cuivre, le chargent de feu et l'appliquent sur la région mammaire droite, qu'elles brûlent superficiellement, afin qu'elle perde la faculté de s'accroître, en sorte que toute la force et l'abondance [des humeurs] se portent à l'épaule et au bras droits.

[18] Pour ce qui est de la forme extérieure chez les autres Scythes, qui ne ressemblent qu'à eux-mêmes et nullement aux autres peuples, mon explication est la même que pour les Égyptiens, si ce n'est que ceux-ci sont accablés par une excessive chaleur, et ceux-là par un froid rigoureux. Ce qu'on appelle le Désert de la Scythie est une plaine élevée, couverte de pâturages et médiocrement humide, car elle est arrosée par de grands fleuves qui, dans leurs cours, entraînent les eaux des plaines. C'est là que se tiennent les Scythes appelés Nomades, parce qu'ils n'habitent point des maisons, mais des chariots. Ces chariots ont, les uns, quatre roues, et ce sont les plus petits, les autres en ont six. Fermés avec des feutres, ils sont disposés comme des maisons, et ont deux on trois chambres ; ils sont impénétrables à la pluie, à la neige et aux vents. Ces chariots sont traînés par deux ou trois paires de bœufs qui n'ont point de cornes, car les cornes ne leur poussent pas à cause du froid. Les femmes vivent dans ces chariots ; les hommes les accompagnent à cheval, suivis de leurs troupeaux de bœufs et de chevaux. Ils demeurent dans le même endroit tant que le fourrage suffit à la nourriture de leur bétail ; quand il ne suit plus, ils se transportent dans une autre contrée.

Ils mangent des viandes cuites, boivent du lait de jument et croquent de l'hyppace, c'est-à-dire du fromage de cavale. Il en est ainsi de la manière de vivre et des coutumes des Scythes.

[19] Pour ce qui est des climats et de la forme extérieure [qui en dépend, il faut dire] que la race scythe, comme la race égyptienne, diffère de toutes les autres et ne ressemble qu'à elle-même ; qu'elle est peu féconde ; que la Scythie nourrit des animaux peu nombreux et très petits. En effet, cette contrée est située précisément sous l'Ourse et aux pieds des monts Riphées, d'où souffle le vent du nord. Le soleil ne s'en approche qu'au solstice d'été, encore ne l'échauffe-t-il que pour peu de temps et médiocrement. Les vents qui viennent des régions chaudes n'y parviennent que rarement et qu'après avoir perdu leur force. Il n'y souffle que des vents du septentrion refroidis par la neige, la glace et les pluies abondantes, qui n'abandonnent jamais les monts Riphées, ce qui les rend inhabitables. Pendant tout le jour, un brouillard épais couvre les plaines au milieu desquelles les Scythes demeurent ; en sorte que l'hiver y est perpétuel, et que l'été n'y dure que peu de jours, qui ne sont même pas très chauds, car les plaines sont élevées et nues ; elles ne se couronnent pas de montagnes, mais elles s'élèvent en se prolongeant sous l'Ourse. Les animaux n'y deviennent pas grands, mais ils sont tels qu'ils peuvent se cacher sous terre ; car l'hiver perpétuel et la nudité du sol, sur lequel ils ne trouvent ni abri ni protection les empêchent [de prendre leur développement]. Les saisons n'offrent pas de vicissitudes grandes et intenses ; elles se ressemblent et ne subissent guère de modifications. De là vient que les formes extérieures sont partout semblables à elles-mêmes. Les Scythes se nourrissent et se vêtent toujours de la même manière, en été comme en hiver. Ils respirent toujours un air épais et humide, boivent des eaux de neige et de glace, et sont peu propres à supporter les fatigues, car ni le corps ni l'esprit ne peuvent soutenir la fatigue dans les pays où les saisons ne présentent pas de variations notables. Pour toutes ces causes, nécessairement leurs formes sont grossières, leur corps est chargé d'embonpoint, leurs articulations sont peu apparentes, humides et faibles. Leurs cavités, surtout les inférieures, sont pleines d'humidité, car il n'est pas possible qu'elles se dessèchent dans un tel pays, avec une

telle nature et avec des saisons ainsi constituées. A cause de la graisse et à cause de l'absence de poil, les formes extérieures sont les mêmes chez tous ; les hommes ressemblent aux hommes, les femmes aux femmes. Les saisons ayant beaucoup d'analogie entre elles, la liqueur séminale n'éprouve ni variation ni altération dans sa consistance, à moins qu'il ne survienne quelqu'accident violent ou quelque maladie.

[20] Je vais fournir une grande preuve de l'humidité du corps des Scythes. Vous trouverez chez la plupart, et spécialement chez les Nomades, l'usage de se brûler les épaules, les bras, les cuisses, la poitrine, les hanches et les lombes. Cet usage n'a d'autre but que de remédier à l'humidité et à la mollesse de leur complexion, car, à cause de cette humidité et de cette atonie, ils ne sauraient ni bander un arc, ni soutenir avec l'épaule le jet du javelot. Lorsque les articulations sont débarrassées, par ces cautérisations, de leur excessive humidité, elles sont plus fermes, le corps se nourrit mieux. Il prend des formes plus accentuées. Les Scythes sont flasques et trapus ; premièrement, parce qu'ils ne sont pas, comme les Égyptiens, emmaillotés [dans leur enfance], usage, qu'ils n'ont pas voulu adopter, afin de se tenir plus aisément à cheval ; secondement, parce qu'ils mènent une vie sédentaire. Les garçons, tant qu'ils ne sont pas en état de monter à cheval, passent la plupart du temps assis dans les chariots, et ne marchent que fort rarement, à cause des migrations et des circuits [de ces hordes nomades]. Les femmes ont les formes extérieures prodigieusement flasques et sont très lentes. La race scythe a le teint roux (basané) à cause du froid ; en effet, le soleil n'ayant pas assez de force, le froid brûle la blancheur de la peau, qui devient rousse.

[21] Une race ainsi constituée ne saurait être féconde. Les hommes sont très peu portés aux plaisirs de l'amour, à cause de leur constitution humide, de la mollesse et de la froideur du ventre, circonstances qui rendent naturellement l'homme peu propre à la génération. Il faut encore ajouter que l'équitation continuelle les rend inhabiles à la copulation. Telles sont pour les hommes les causes d'impuissance. Pour les femmes, la surcharge de graisse et l'humidité des chairs empêcher la matrice de saisir la liqueur séminale. La purgation menstruelle ne se fait pas

convenablement ; elle est peu abondante et ne revient qu'à de longs intervalles. L'orifice de la matrice, bouché par la graisse, ne peut recevoir la semence. Ajoutez à cela l'aversion pour le travail, l'embonpoint, la mollesse et la froideur du ventre. C'est pour toutes ces causes que la race scythe est nécessairement peu féconde. Les esclaves femelles en sont une grande preuve. Elles n'ont pas plutôt de commerce avec un homme, qu'elles deviennent enceintes, et cela parce qu'elles travaillent et qu'elles sont plus maigres que leurs traîtresses.

[22] Une autre observation à faire, c'est qu'on rencontre parmi les Scythes beaucoup d'impuissants qui s'occupent aux travaux des femmes et qui ont le même timbre de voix qu'elles. On les appelle anandries (efféminés). Les naturels attribuent ce phénomène à un dieu ; ils vénèrent et adorent cette espèce d'hommes, chacun craignant pour soi [une pareille calamité]. Quant à moi, je pense que cette maladie est divine aussi bien que toutes les autres, qu'il n'y en a pas de plus divines et de plus humaines les unes que les autres ; mais que toutes sont semblables et que toutes sont divines ; chaque maladie a une cause naturelle et aucune n'arrive sans l'intervention de la nature. Je vais indiquer maintenant ce qu'il me semble de l'origine de cette maladie. L'équitation produit chez les Scythes des engorgements aux articulations, parce qu'ils ont toujours les jambes pendantes. Chez ceux qui sont gravement atteints, la hanche se retire et ils deviennent boiteux. Ils se traitent de la manière suivante : quand la maladie commence, ils se font ouvrir les deux veines qui sont près des oreilles. Après que le sang a cessé de couler, la faiblesse les assoupit et les endort ; à leur réveil, les uns sont guéris, les autres ne le sont pas. Je présume que c'est justement par ce traitement que la semence est altérée, car près des oreilles il y a des veines qui rendent impuissant lorsqu'elles sont ouvertes ; or, je pense qu'ils coupent précisément ces veines. Lorsque, après cette opération, ils ont commerce avec une femme et qu'ils ne peuvent accomplir l'acte, d'abord ils ne s'en inquiètent point et restent tranquilles ; mais si après deux, trois ou plusieurs tentatives, ils ne réussissent pas mieux ; s'imaginant que c'est une punition d'un dieu qu'ils auraient offensé, ils prennent les habits de femme, déclarent leur éviration (impuissance), se mêlent

avec les femmes et s'occupent aux mêmes travaux qu'elles. Cette maladie attaque les riches et non les classes inférieures ; [elle attaque] les plus nobles, les plus puissants par leur fortune, parce qu'ils vont à cheval ; [elle épargne] les pauvres par cela même qu'ils ne vont point à cheval. Si cette maladie était plus divine que les autres, elle ne devrait pas être exclusivement affectée aux nobles et aux riches, mais attaquer indistinctement et plus particulièrement ceux qui possèdent peu de chose et qui, par conséquent, ne font point d'offrandes, s'il est vrai que les dieux se réjouissent des présents des hommes et qu'ils les récompensent par des faveurs ; car il est naturel que les riches usant de leurs trésors, fassent brûler des parfums devant les dieux, leur consacrent des offrandes et les honorent ; ce que les pauvres ne sauraient faire, d'abord parce qu'ils n'en ont pas le moyen, ensuite parce qu'ils se croient en droit d'accuser les dieux de ce qu'ils ne leur ont pas envoyé de richesses. Ainsi les pauvres plutôt que les riches devraient supporter le châtiment de pareilles offenses. Comme je l'ai déjà observé, cette maladie est donc divine comme toutes les autres ; mais chacune arrive également d'après les lois naturelles, et celle-ci est produite chez les Scythes par la cause que je viens de lui assigner. Elle attaque aussi les autres peuples, car partout où l'équitation est l'exercice principal et habituel, beaucoup sont tourmentés d'engorgements aux articulations, de sciatique, de goutte, et sont inhabiles aux plaisirs de l'amour. Ces infirmités sont répandues chez les Scythes, qui deviennent les plus impuissants des hommes, et par les causes déjà signalées, et parce qu'ils ont continuellement des culottes et qu'ils passent à cheval la plus grande partie du temps. Ainsi, ne portant jamais la main aux parties génitales, et distraits par le froid et la fatigue des jouissances sexuelles, ils ne tentent la copulation qu'après avoir perdu entièrement leur virilité. Voilà ce que j'avais à dire sur la nation scythe.

[23] Quant au reste des Européens, ils diffèrent entre eux par la forme et par la stature, parce que les vicissitudes des saisons sont intenses et fréquentes, que des chaleurs excessives sont suivies de froids rigoureux ; que des pluies abondantes sont remplacées par des sécheresses très longues, et que les vents multiplient et rendent plus intenses les vicissitudes des saisons. Il est tout

naturel que ces circonstances influent dans la génération sur la coagulation du sperme, qui n'est pas toujours la même, en été ou en hiver, pendant les pluies ou pendant la sécheresse. C'est, à mon avis, la cause qui rend les formes plus variées chez les Européens que chez les Asiatiques, et qui produit pour chaque ville une différence si notable dans la taille des habitants. En effet, la coagulation du sperme doit subir des altérations plus fréquentes dans un climat sujet à de nombreuses vicissitudes atmosphériques, que dans celui où les saisons se ressemblent à peu de chose près, et sont uniformes. Le même raisonnement s'applique également aux mœurs. Une telle nature donne quelque chose de sauvage, d'indocile, de fougueux ; car des secousses répétées rendent l'esprit agreste et le dépouillent de sa, douceur et de son aménité. C'est pour cela, je pense, que les habitants de l'Europe sont plus courageux que ceux de l'Asie. Sous un climat à peu près uniforme, l'indolence est innée ; au contraire, sous un climat variable, c'est l'amour de l'exercice pour l'esprit et pour le corps. La lâcheté s'accroît par l'indolence et l'inaction ; la force virile s'alimente par le travail et la fatigue. C'est à ces circonstances qu'il faut rapporter la bravoure des Européens et aussi à leurs institutions, car ils ne sont pas gouvernés par des rois comme les Asiatiques ; ceux qui sont soumis à des rois sont nécessairement très lâchés, ainsi que je l'ai déjà dit plus haut, car leur âme est asservie, et ils ne s'exposent point volontiers pour augmenter la puissance d'un autre. Ceux au contraire qui sont gouvernés parleurs propres lois, affrontant les dangers pour eux-mêmes et non pour les autres, s'y exposent volontiers et se jettent dans le péril. Eux seuls recueillent l'honneur de leurs victoires. Ainsi les institutions n'exercent pas une minime influence sur le courage. Voilà en somme ce qu'on peut dire d'une manière générale, de l'Europe comparée en Asie.

[24] Mais il existe aussi en Europe des peuples qui diffèrent entre eux pour le courage comme pour les formes extérieures et la stature; et ces variétés tiennent aux mêmes causes que j'ai déjà assignées, mais que je vais éclaircir davantage. Tous ceux qui habitent un pays montueux ,inégal, élevé et pourvu d'eau, et qui sont exposés à de notables vicissitudes des saisons, ceux-là sont naturellement d'une haute stature, très propres à l'exercice

et au travail, et pleins de courage. De tels naturels sont doués au suprême degré d'un caractère farouche et sauvage. Ceux , au contraire, qui vivent dans des pays enfoncés, couverts de pâturages, tourmentés par des chaleurs étouffantes, plus exposés aux vents chauds qu'aux vents froids, et qui font usage d'eaux chaudes, ceux-là ne sont ni grands, ni bien proportionnés, ils sont trapus et chargés de chairs, ont les cheveux noirs, sont plutôt noirs que blancs et moins phlegniatiques que bilieux. Ni la valeur guerrière , ni l'aptitude au travail ne sont inhérentes à leur nature, mais ils pourraient les acquérir l'une et l'autre si les institutions venaient en aide. Au reste, s'il y avait dans leur pays des fleuves qui entraînassent les eaux dormantes et celles de pluie, ils pourraient jouir d'une bonne santé et avoir un beau teint. Si, au contraire ,il n'y avait point de neuves, et s'ils buvaient des eaux stagnantes dans des réservoirs,et des eaux de marais, ils auraient infailliblement de gros ventres et de grosses rates. Ceux qui habitent un pays élevé, uniforme, exposé aux vents et humide, sont ordinairement grands et se ressemblent entre eux. Leurs mœurs sont moins viriles et plus douces. Ceux qui habitent des terroirs légers, secs et nus, et où les changements de saisons ne sont point tempérés, ont la constitution sèche et nerveuse, et le teint plutôt blond que brun. Ils sont indociles dans leurs mœurs et dans leurs appétits, et fermes dans leurs opinions. Là où les vicissitudes des saisons sont très fréquentes et très marquées, là vous trouverez les formes extérieures, les mœurs et le naturel fort dissemblables; ces vicissitudes sont donc les causes les plus puissantes des variations dans la nature de l'homme. Vient ensuite la qualité du sol qui fournit la subsistance, et celle des eaux; car vous trouverez le plus souvent les formes et la manière d'être de l'homme modifiées par la nature du sol qu'il habite. Partout où ce sol est gras, mou et humide, où les eaux étant peu profondes sont froides en hiver et chaudes en été, où les saisons s'accomplissent convenablement, les hommes sont ordinairement charnus, ont les articulations peu prononcées, sont chargés d'humidité, inhabiles au travail, et sans énergie morale. On les voit, plongés dans l'indolence, se laisser aller au sommeil. Dans l'exercice des arts, ils ont l'esprit lourd , épais et sans pénétration. Plais dans un pays nu, âpre, sans abri, tour à tour 'désolé par le froid et brûlé par le soleil, les habitants ont le corps sec, maigre, nerveux, velu ,les articulations bien prononcées; l'activité, la pénétration, la vigilance sont inhérentes à de tels hommes ;vous les trouverez indomptables dans leurs mœurs et dans leurs appétits, fermes dans leurs résolutions, plus sauvages que civilisés, d'ailleurs plus sagaces pour l'exercice des arts, plus intelligents, et plus propres aux combats. Toutes les autres productions de la terre se conforment également à la nature du sol. Telles sont les constitutions physiques et morales les plus opposées. En se guidant sur ces observations, on pourra juger des autres sans crainte de se tromper.

DES AIRS, DES EAUX ET DES LIEUX

[1] CELUI qui veut s'appliquer convenablement à la médecine doit faire ce qui suit : considérer, premièrement, par rapport aux saisons de l'année les effets que chacune d'elles peut produire, car elles ne se ressemblent pas, mais elles diffèrent les unes des autres, et [chacune en particulier diffère beaucoup d'elle-même] dans ses vicissitudes ; en second lieu, les vents chauds et les vents froids, surtout ceux qui sont communs à tous les pays ; ensuite ceux qui sont propres à chaque contrée. Il doit également considérer les qualités des eaux, car, autant elles diffèrent par leur saveur et par leur poids, autant elles diffèrent par leurs propriétés. Ainsi, lorsqu'un médecin arrive dans une ville dont il n'a pas encore l'expérience, il doit examiner sa position et ses rapports avec les vents et avec le lever du soleil ; car celle qui est exposée au nord, celle qui l'est au midi, celle qui l'est au levant, celle qui l'est au couchant, n'exercent pas la même influence. Il considérera très bien toutes ces choses, s'enquerra de la nature des eaux, saura si celles dont on fait usage sont marécageuses et molles, ou dures et sortant de l'intérieur des terres et de rochers, ou si elles sont salines et réfractaires. Il examinera si le sol est nu et sec, ou boisé et humide ; s'il est enfoncé et brûlé par des chaleurs étouffantes, ou s'il est élevé et froid. Enfin il connaîtra le genre de vie auquel les habitants se plaisent davantage, et saura s'ils sont amis du vin, grands mangeurs et paresseux, ou s'ils sont amis de la fatigue et des exercices gymnastiques, mangeant beaucoup et buvant peu.

[2] C'est de semblables observations qu'il faut partir pour juger chaque chose. En effet, un médecin qui sera bien éclairé sur ces circonstances, et principalement celui qui le sera sur toutes, ou du moins sur la plupart, en arrivant dans une ville dont il n'a pas encore l'expérience, ne méconnaîtra ni les maladies particulières à la localité (maladies endémiques), ni la nature de celles qui sont communes à tous, ne sera point embarrassé dans leur traitement, et ne tombera point dans les fautes qu'on doit vraisemblablement commettre si l'on n'a pas d'avance approfondi tous ces points. Pour chaque saison qui s'avance et pour l'année, il pourra prédire et les

maladies communes à tous (générales) qui doivent affliger la ville en été ou en hiver, et celles dont chacun en particulier est menacé s'il fait des écarts de régime. Connaissant les vicissitudes des saisons, le lever et le coucher des astres, et la manière dont tous ces phénomènes se passent, il pourra prévoir ce que sera l'année. Après de telles investigations et avec la prévision des temps, il sera bien préparé pour chaque cas particulier, connaîtra les moyens les plus propres à rétablir la santé, et n'obtiendra pas un médiocre succès dans l'exercice de son art. Si quelqu'un regardait ces connaissances comme appartenant à la météorologie, pour peu qu'il veuille suspendre son opinion, il se convaincra que l'astronomie n'est pas d'une très mince utilité pour la médecine, mais qu'elle lui est au contraire d'un très grand secours. En effet, chez les hommes, l'état des cavités change avec les saisons.

[3] Je vais exposer clairement la manière d'observer et de vérifier chacune des choses dont je viens de parler. Supposons une ville exposée aux vents chauds (ceux qui soufflent entre le lever d'hiver du soleil et le coucher d'hiver), ouverte à ces vents et abritée contre ceux du nord ; les eaux y sont abondantes, mais salines, peu profondes et nécessairement chaudes en été, et froides en hiver. [Ces eaux étant nuisibles à l'homme, elles causent un grand nombre de maladies.] Les habitants ont la tête humide et phlegmatique, et le ventre souvent troublé par le phlegme qui descend de la tête. Chez la plupart, les formes extérieures ont une apparence d'atonie. Ils ne sont capables ni de bien manger ni de bien boire. Tout homme qui a la tête faible ne saurait supporter le vin, car il est plus que d'autres exposé aux accidents que l'ivresse développe du côté de la tête. [Les habitants d'une telle ville ne sauraient vivre longtemps.] Voici maintenant quelles sont les maladies endémiques : les femmes sont valétudinaires et sujettes aux écoulements ; beaucoup sont stériles par mauvaise santé plutôt que par nature ; elles avortent fréquemment. Les enfants sont attaqués de convulsions, d'asthmes auxquels on attribue la production du mal des enfants (de l'épilepsie), qui passe pour une maladie sacrée. Les hommes sont sujets aux dysenteries, aux diarrhées, aux épiales, à de longues fièvres hibernales, aux épinyctides, aux hémorroïdes. Les pleurésies, les péripneumonies, les causas et toutes les maladies

réputées aiguës ne sont pas fréquentes, car il n'est pas possible que ces maladies sévissent là où les cavités sont humides. Il y a des ophtalmies humides qui ne sont ni longues ni dangereuses, à moins qu'il ne règne quelque maladie générale, par suite de vicissitudes des saisons. Lorsque les hommes ont passé cinquante ans, ils sont sujets à des catarrhes qui viennent de l'encéphale et qui les rendent paraplectiques, lorsqu'ils ont été subitement frappés sur la tête par un soleil ardent ou par un froid rigoureux. Telles sont les maladies endémiques pour les habitants de ces localités ; et s'il règne en outre quelque maladie générale dépendante des vicissitudes des saisons, ils y participent également.

[4] Quant aux villes exposées, au contraire, aux vents froids (ceux qui soufflent entre le coucher d'été du soleil et le lever d'été), qui les reçoivent habituellement et qui sont à l'abri du notus et des [autres] vents chauds, voici ce qui en est : d'abord les eaux y sont généralement dures et froides. Les hommes sont nécessairement nerveux et secs ; la plupart ont les cavités inférieures sèches et réfractaires ; les supérieures, au contraire, plus faciles à émouvoir. Ils sont plutôt bilieux que phlegmatiques ; ils ont la tête saine et sèche, et sont en général sujets aux ruptures internes. Les maladies qui règnent dans ces localités sont les pleurésies en grand nombre, et toutes les maladies réputées aiguës. Il doit nécessairement en être ainsi quand les cavités sont sèches. Beaucoup deviennent empyématiques sans cause apparente ; mais la véritable, c'est la rigidité du corps et la sécheresse de la cavité [pectorale], car la sécheresse et l'usage de l'eau froide [par qualité] expose aux ruptures internes. Nécessairement, les hommes d'une telle constitution mangent beaucoup et boivent peu (car on ne saurait être à la fois grand buveur et grand mangeur) ; les ophtalmies sont rares chez eux, mais il en survient de sèches et violentes qui opèrent promptement la fonte de l'oeil. Chez les sujets au-dessus de trente ans, il arrive pendant l'été de violentes hémorragies nasales. Les maladies qu'on appelle sacrées sont rares, mais violentes. Il est naturel que ces hommes vivent plus longtemps que les autres ; que leurs plaies ne deviennent ni phlegmatiques, ni rebelles ; que leurs mœurs soient plus sauvages que douces. Telles sont pour les hommes les maladies endémiques, et s'il règne en

outre quelque maladie générale dépendante de la révolution des saisons [ils y participent]. Quant aux femmes, d'abord il y en a beaucoup de stériles, parce que les eaux sont crues, réfractaires et froides ; leurs purgations menstruelles ne sont pas convenables, elles sont peu abondantes et de mauvaise qualité ; en second lieu, leurs accouchements sont laborieux, mais elles avortent rarement. Lorsqu'elles sont accouchées, elles ne peuvent nourrir leurs enfants, parce que leur lait est tari par la dureté et la crudité des eaux. Chez elles, les phtisies sont très fréquentes à la suite des couches ; car les efforts [de l'accouchement] produisent des tiraillements et des déchirures [internes]. Les enfants, tant qu'ils sont petits, sont sujets aux hydropisies (infiltrations séreuses) du scrotum ; mais elles se dissipent à mesure qu'ils avancent en âge. La puberté est tardive dans une telle ville. Voilà, comme je viens de le montrer, ce qui concerne les vents chauds, les vents froids, et les villes qui y sont exposées.

[5] Quant aux villes ouvertes aux vents qui soufflent entre le lever d'été du soleil et celui d'hiver, et à celles qui ont une exposition contraire, voici ce qui en est : les villes exposées au levant sont naturellement plus salubres que celles qui sont tournées du côté du nord ou du midi, quand il n'y aurait entre elles qu'un stade de distance (94 toises et demie). D'abord la chaleur et le froid y sont plus modérés ; ensuite les eaux dont la source regarde l'orient sont nécessairement limpides, de bonne odeur, molles et agréables, car le soleil à son lever dissipe [les vapeurs] en les pénétrant de ses rayons. En effet, dans la matinée, des vapeurs sont ordinairement suspendues sur les eaux. Les hommes ont une coloration plus vermeille et plus fleurie, à moins que quelque maladie ne s'y oppose. Leur voix est claire, ils ont un meilleur caractère, un esprit plus pénétrant que les habitants du nord ; de même toutes les autres productions naturelles sont meilleures. Une ville dans une telle position offre l'image du printemps, parce que le chaud et le froid y sont tempérés. Les maladies y sont moins fréquentes et moins fortes qu'ailleurs, mais elles ressemblent à celles qui règnent dans les villes exposées aux vents chauds. Les femmes y sont extrêmement fécondes et accouchent facilement. Il en est ainsi de ces localités.

[6] Les villes tournées vers le couchant, abritées contre les vents de l'orient et sur lesquelles les vents du nord et du midi ne font que glisser, sont dans une exposition nécessairement très insalubre ; car premièrement, les eaux ne sont point limpides, parce que le brouillard, qui le plus souvent occupe l'atmosphère dans la matinée, se mêle avec elles et en altère la limpidité ; en effet, le soleil n'éclaire pas ces régions avant d'être déjà fort élevé. En second lieu, il y souffle pendant les matinées d'été des brises fraîches, il y tombe des rosées, et le reste de la journée le soleil, en s'avançant vers l'occident, brûle considérablement les habitants : d'où il résulte évidemment qu'ils sont décolorés et faibles de complexion, et qu'ils participent à toutes les maladies dont il a été parlé, sans qu'aucune leur soit exclusivement affectée. Ils ont la voix grave et rauque à cause de l'air qui est ordinairement impur et malfaisant. Les vents du nord ne le corrigent guère, parce qu'ils séjournent peu dans ces contrées, et ceux qui y soufflent habituellement sont très humides, car tels sont les vents du couchant. Dans une telle position, une ville offre l'image de l'automne, par les alternatives [de chaud et de froid qui se font sentir] dans la même journée, d'où résulte une grande différence entre le soir et le matin. Voilà ce qui concerne les vents salubres et ceux qui ne le sont pas.

[7] Pour ce qui reste à dire sur les eaux, je veux exposer lesquelles sont malfaisantes, lesquelles sont très salubres, quel bien, quel mal résulte vraisemblablement de leur usage, car elles ont une grande influence sur la santé. Les eaux de marais, de réservoirs et d'étangs, sont nécessairement chaudes en été, épaisses et de mauvaise odeur. Comme elles ne sont point courantes, mais qu'elles sont sans cesse alimentées par de nouvelles pluies, et échauffées par le soleil, elles sont nécessairement louches, malsaines et propres à augmenter la bile. En hiver, au contraire, glacées et froides, troublées par la neige et la glace, elles augmentent la pituite et les enrouements. Ceux qui en font usage ont toujours la rate très volumineuse et obstruée ; le ventre resserré, émacié et chaud ; les épaules, les clavicules et la face également émaciées. Les chairs se fondent pour aller grossir la rate, voilà pourquoi ces hommes maigrissent. Ils mangent beaucoup et sont toujours altérés. Ils ont les cavités [abdominales] inférieures

et supérieures très sèches, en sorte qu'il leur faut des remèdes énergiques. Cette maladie leur est familière en été aussi bien qu'en hiver. En outre, les hydropisies sont fréquentes et très mortelles, car il règne en été beaucoup de dysenteries, de diarrhées et de fièvres quartes très longues ; ces maladies traînant en longueur, font tomber des sujets ainsi constitués en hydropisie et les font mourir. Telles sont les maladies qui viennent en été. En hiver, chez les jeunes gens, les pneumonies, les affections maniaques ; chez les individus plus âgés, les causus, à cause de la sécheresse du ventre ; chez les femmes, les oedèmes et les leucophlegmasies ; elles conçoivent difficilement et accouchent laborieusement. Les enfants qu'elles mettent au monde, d'abord gros et boursouflés, s'étiolent et deviennent chétifs pendant qu'on les allaite. Chez les femmes la purgation qui suit les couches ne se fait point d'une manière avantageuse. Les hernies sont très communes dans l'enfance ; dans l'âge viril, les varices et les ulcères aux jambes. Avec une telle constitution, les hommes ne sauraient vivre longtemps ; aussi sont-ils vieux avant que le temps soit arrivé. De plus, les femmes paraissent enceintes, et quand le terme de l'accouchement est arrivé, le volume du ventre disparaît ; cela vient de ce qu'il se forme une hydropisie dans la matrice. Je regarde donc ces eaux comme nuisibles pour toute espèce d'usage. Viennent ensuite les eaux qui sortent des rochers (car elles sont nécessairement dures) ; ou celles qui sourdent des terres recélant des eaux thermales, ou du fer, ou du cuivre, ou de l'argent, ou de l'or, ou du soufre, ou du bitume, ou de l'alun, ou du natrou ; car toutes ces matières sont produites par la force de la chaleur. Il n'est pas possible que les eaux sortant d'un pareil sol soient bonnes ; mais elles sont dures et brûlantes, elles passent difficilement par les urines et sont contraires à la liberté du ventre. Mais elles sont très bonnes les eaux qui coulent de lieux élevés et de collines de terre, car elles sont agréables, ténues, et telles qu'il faut une petite quantité de vin [pour les altérer]. De plus, elles sont chaudes en hiver, froides en été, et il en est ainsi à cause de la grande profondeur de leurs sources. Mais il faut particulièrement recommander celles dont les sources s'ouvrent au levant, parce qu'elles sont nécessairement plus limpides, de bonne odeur et légères. Toute eau salée, et par conséquent réfractaire et dure, n'est pas bonne à boire. Il est cependant certaines constitutions, certaines maladies auxquelles l'usage de pareilles eaux convient ; j'en parlerai bientôt. Quant à [l'exposition] des eaux, voici ce qui en est : Celles dont les sources s'ouvrent au levant sont les meilleures ; au second rang sont les eaux qui coulent entre le lever et le coucher d'été du soleil, surtout celles qui se rapprochent le plus du lever ; au troisième rang, celles qui coulent entre le coucher d'été et celui d'hiver ; sont très mauvaises celles qui coulent vers le midi et entre le lever et le coucher d'hiver ; par les vents du midi, elles sont tout à fait funestes ; par les vents du nord, elles sont meilleures. Il convient de régler l'usage de ces eaux de la manière suivante : un homme bien portant et vigoureux ne doit pas choisir, mais boire celles qui sont à sa portée ; au contraire, celui qui, pour une maladie, veut boire l'eau la plus convenable [à son état], recouvrera la santé en se conformant à ce qui suit : pour ceux dont le ventre est dur et s'échauffe facilement, les eaux très douces, très légères et très limpides sont avantageuses ; pour ceux au contraire qui ont le ventre mou, humide et plein de phlegme, ce sont les eaux très dures, très réfractaires et légèrement salées, car elles dessèchent très bien [le superflu des humeurs]. Les eaux très propres pour la cuisson et qui bouillent facilement sont propres à humecter le ventre et à le relâcher, tandis que les eaux dures, réfractaires, et très mauvaises pour la cuisson, sont très propres à le dessécher et le resserrent. En effet, c'est par défaut d'expérience que l'on se trompe sur les eaux salines et qu'on les regarde comme purgatives ; elles sont contraires aux évacuations alvines : car, réfractaires et impropres à la cuisson, elles resserrent plutôt qu'elles ne lâchent le ventre. Voilà ce qui concerne les eaux de source.

[8] Quant aux eaux de pluie et de neige, je vais dire comment elles se comportent. Celles de pluie sont très légères, très douces, très ténues et très limpides ; car, la première action que le soleil exerce sur l'eau, c'est d'en attirer et d'en enlever les parties les plus subtiles et les plus légères. La formation des sels rend cela évident. En effet, la partie saine se dépose à cause de son poids et de sa densité, et constitue le sel, tandis que la partie la plus ténue est enlevée par le soleil, à cause de sa légèreté. Cette évaporation ne s'opère pas seulement sur la mer, mais encore sur les eaux stagnantes et sur tout ce qui renferme quelque humidité, et il en existe dans toute

chose. Le soleil attire du corps même de l'homme ce qu'il y a de plus subtil et de plus léger dans ses humeurs. En voici une très grande preuve : quand un homme couvert d'un manteau marche ou s'assied au soleil, la surface du corps immédiatement exposée à l'ardeur de ses rayons ne sue pas ; car le soleil évapore la sueur à mesure qu'elle se forme, mais toutes les parties recouvertes parle manteau ou par quelqu'autre vêtement se couvrent de sueur, car elle est attirée par le soleil et forcée d'apparaître au dehors ; mais elle est protégée parles habits, en sorte qu'elle ne peut être évaporée par le soleil : au contraire quand on se met à l'ombre, tout le corps est également mouillé par la sueur, car les rayons du soleil ne frappent pas sur lui. En conséquence l'eau de pluie est de toutes les eaux celle qui se corrompt et qui acquiert le plus promptement une mauvaise odeur, parce qu'elle est composée et mélangée, de sorte qu'elle se corrompt très vite. Il faut ajouter que, l'eau une fois attirée et élevée, se mêle avec l'air et se porte de tous côtés avec lui ; alors sa partie la plus trouble et la plus opaque se dépose, se condense ,et forme des vapeurs et des brouillards, tandis que le reste plus subtil et plus léger demeure et s'adoucit, étant brûlé et cuit par le soleil. Toutes les autres substances s'adoucissent également par la coction ; cependant, tant que cette partie [subtile et légère] est dispersée et n'est pas condensée, elle se porte vers les régions supérieures, mais lorsqu'elle est rassemblée dans un même lieu et condensée par des vents qui soufflent tout à coup dans des directions opposées, elle se précipite du point où la condensation se trouve être plus considérable. Il est naturel que cela arrive, surtout quand des nuages ébranlés et chassés par un vent qui ne cesse de souffler, sont tout à coup repoussés par un vent contraire et par d'autres nuages. La condensation s'opère au premier point de rencontre, puis d'autres nuages s'amoncelant, leur amas s'épaissit, devient plus noir, se condense de plus en plus, crève par son propre poids et tombe en pluie : voilà pourquoi l'eau pluviale est naturellement la meilleure, mais elle a besoin d'être bouillie et d'avoir déposé ,autrement elle acquiert une mauvaise odeur, rend la voix rauque et enroue ceux qui en font usage. -Les eaux de neige et de glace sont toutes mauvaises. L'eau une fois entièrement glacée ne revient plus à son ancienne nature, mais toute la partie limpide, légère et douce est enlevée ; la partie la plus trouble et la plus pesante demeure ; vous pouvez vous en convaincre de la manière suivante : pendant l'hiver, versez dans un vase une quantité déterminée d'eau, exposez ce vase le matin à l'air libre afin que la congélation soit aussi complète que possible, transportez-le ensuite dans un endroit chaud où la glace puisse se fondre entièrement ; quand elle le sera, mesurez l'eau de nouveau, vous la trouverez de beaucoup diminuée ; c'est une preuve que la congélation a enlevé et évaporé ce que l'eau avait de plus subtil et de plus léger, et non les parties les plus pesantes et les plus grossières, ce qui serait impossible. Je regarde donc ces eaux de neige et de glace, et celles qui s'en rapprochent, comme très mauvaises pour tous les usages. Voilà ce qui concerne les eaux de pluie, de neige et de glace.

[9] Les hommes sont particulièrement exposés à la pierre, aux affections néphrétiques, à la strangurie, à la sciatique et aux hernies, quand ils boivent les eaux dont les éléments sont très divers ; telles sont les eaux des grands fleuves dans lesquels d'autres fleuves se déchargent, et celles des lacs qui reçoivent quantité de ruisseaux de toute espèce, et les eaux étrangères qui n'ont pas leurs sources dans le voisinage, mais qui arrivent de lieux éloignés ; car une eau ne saurait être identique à une autre eau, mais les unes sont douces, les autres salées, quelques-unes alumineuses, d'autres viennent de sources chaudes ; ainsi mélangées, elles se combattent mutuellement, et la plus forte l'emporte toujours ; or ce n'est pas toujours la même qui est la plus forte, mais tantôt l'une, tantôt l'autre, suivant la prédominance des vents. A celles-ci le vent du nord donne de la force, à celles-là le vent du midi, et ainsi des autres. De pareilles eaux déposent nécessairement au fond des vases un sédiment de sable et de limon, qui occasionne les maladies mentionnées plus haut. Je dois ajouter immédiatement que ces effets ne se produisent pas chez tous les individus ; en effet, ceux qui ont le ventre libre et sain, dont la vessie n'est pas brûlante, ni son col trop rétréci, urinent facilement sans qu'il se forme des concrétions dans cet organe. Ceux au contraire dont le ventre est brûlant, ont nécessairement la vessie affectée de même, et quand celle-ci est échauffée au delà des limites naturelles, son col s'enflamme et retient l'urine qu'elle cuit et brûle dans son intérieur ; alors la partie la plus limpide se sépare et s'échappe, mais la plus

trouble et la plus épaisse demeure et s'agglomère. D'abord petite, la concrétion devient ensuite plus volumineuse ; ballottée par l'urine, elle s'attache tout ce qui se dépose de matières épaisses : c'est ainsi qu'elle grossit et se durcit. Lorsqu'on veut uriner, la pierre, chassée par l'urine, tombe sur le col de la vessie, en ferme l'ouverture et cause de fortes douleurs. Voilà pourquoi les enfants calculeux se tiraillent et se frottent la verge, car il leur semble que dans cette partie réside la cause qui les empêche d'uriner. La preuve qu'il en est ainsi, c'est que les calculeux rendent une urine très claire, parce que la partie la plus trouble et la plus épaisse demeure dans la vessie et s'y agglomère : c'est ainsi que les calculs se forment pour l'ordinaire. Chez les enfants, ils peuvent encore provenir du lait, quand il n'est pas sain, mais échauffé et bilieux ; ce lait échauffe le ventre et la vessie, et par suite, l'urine, devenue ardente, se modifie comme il vient d'être dit. Aussi je soutiens qu'il faut donner de préférence aux enfants du vin aussi coupé d'eau que possible ; cette boisson ne brûle et ne dessèche pas du tout les vaisseaux. La pierre ne se forme pas aussi fréquemment chez les jeunes filles [que chez les garçons] ; chez elles en effet l'urètre est court et large, en sorte que l'urine jaillit facilement ; elles ne se tiraillent pas, comme les garçons, les parties génitales, elles ne portent pas là main à l'extrémité de l'urètre, car il s'ouvre dans l'intérieur des parties génitales. (Chez les hommes au contraire, il n'est pas percé droit, aussi n'est-il pas large). Ajoutez que les femmes boivent plus que les garçons. Il en est ainsi de ces choses ou à peu près.

[10] Pour ce qui est des saisons, en faisant les observations suivantes on reconnaîtra ce que doit être l'année, malsaine ou salubre ; si les signes qui accompagnent le lever et le coucher des astres arrivent régulièrement, si, pendant l'automne, il tombe des pluies, si l'hiver est tempéré, c'est-à-dire s'il n'est pas trop doux, et si le froid ne dépasse pas la mesure ordinaire ; si pendant le printemps et l'été la quantité de pluie est en rapport avec les saisons, une telle année est vraisemblablement fort saine ; si, au contraire, l'hiver est sec et boréal, le printemps pluvieux et austral, l'été sera nécessairement fiévreux et produira des ophtalmies et des dysenteries ; car toutes les fois qu'une chaleur étouffante arrive tout à coup, la terre étant encore humectée par les pluies du printemps et par le vent du

midi, la chaleur est nécessairement doublée par la terre chaude et humide, et par l'ardeur du soleil. Le ventre n'ayant pas eu le temps de se resserrer, ni le cerveau de se débarrasser de ses humeurs (car dans un pareil printemps il n'est pas possible que les chairs et le corps ne soient abreuvés d'humidité), il y aura nécessairement des fièvres très aiguës chez tous les hommes, surtout chez ceux qui sont phlegmatiques. Il surviendra vraisemblablement des dysenteries chez les femmes et chez les sujets d'une complexion très humide. Si au lever de la Canicule il survient des pluies et des orages, si les vents étésiens soufflent, il y a lieu d'espérer que ces maladies cesseront et que l'automne sera salubre ; sinon, il est à craindre que la mort ne sévisse sur les femmes et sur les enfants, et un peu moins sur les sujets âgés, et que ceux qui réchappent ne tombent dans la fièvre quarte, et de la fièvre quarte dans l'hydropisie. Si l'hiver est pluvieux, austral et chaud, le printemps boréal, sec et froid, les femmes qui se trouvent enceintes et qui doivent accoucher à la fin du printemps, accoucheront prématurément ; celles qui arrivent à terme mettent au monde des enfants infirmes ; maladifs, qui périssent immédiatement [après leur naissance], ou qui vivent maigres, débiles et maladifs. Voilà pour les femmes. Les hommes seront pris de dysenteries, d'ophtalmies sèches ; chez quelques uns il se forme des fluxions de la tête aux poumons. Vraisemblablement il surviendra des dysenteries chez les individus phlegmatiques et chez les femmes, les humeurs pituiteuses descendant de la tête à cause de l'humidité de la constitution ; des ophtalmies sèches chez les sujets bilieux à cause de la chaleur et de la sécheresse de leur corps ; des catarrhes chez les vieillards, à cause de la laxité et de la vacuité de leurs vaisseaux, ce qui fait périr les uns de mort subite, et qui rend les autres paraplectiques de la partie gauche ou droite du corps ; en effet, lorsqu'à un hiver austral et chaud, pendant lequel ni le corps ni les vaisseaux n'ont pu se resserrer, succède un printemps boréal, sec et froid, le cerveau qui doit pendant cette saison se détendre et se purger par les coryzas et les enrouements, se resserre au contraire et se condense ; en sorte que l'été arrivant avec la chaleur, ce brusque changement produit les maladies mentionnées plus haut. Les villes qui sont dans une belle exposition par rapport aux vents et au soleil, et qui ont de bonnes eaux, se ressentent moins de ces intempéries. Celles au contraire qui sont mal situées par rapport au soleil et aux vents, et qui se servent d'eau de marais et d'étang, doivent s'en ressentir davantage. Quand l'été est sec, les maladies cessent plus vite ; s'il est pluvieux, elles deviennent chroniques ; et quand elles touchent à leur fin, elles se compliquent de lienteries et d'hydropisies, car le ventre ne peut se dessécher facilement. S'il survient une plaie, il est à craindre qu'elle ne se change, par toute espèce de cause, en ulcère phagédénique. - Si l'été est austral et pluvieux, et si l'automne est semblable, l'hiver sera nécessairement malsain. Il surviendra vraisemblablement des causus chez les sujets phlegmatiques et chez ceux qui ont passé quarante ans ; et des pleurésies, des péripneumonies chez les individus bilieux. Si l'été est sec et boréal, si l'automne est pluvieux et austral, il y aura vraisemblablement, pendant l'hiver, des maux de tête, des sphacèles du cerveau, et aussi des enrouements, des coryzas, des toux, et chez quelques individus des phtisies ; mais si l'automne est sec et boréal, et s'il n'y a pas de pluie ni au lever de la Canicule , ni à celui d'Arcturus, il sera très favorable aux constitutions phlegmatiques et humides ainsi qu'aux femmes, mais il sera très funeste aux sujets bilieux ; en effet ils sont trop desséchés et il leur survient des ophtalmies sèches, des fièvres aiguës et chroniques, et chez quelques uns des mélancolies ; car la partie la plus aqueuse et la plus ténue de la bile se consume, la partie la plus épaisse et la plus âcre reste. Le sang se comporte de la même manière ; voilà ce qui produit ces maladies chez les bilieux. Cette constitution est au contraire favorable aux phlegmatiques, leur corps se dessèche, et ils arrivent à l'hiver n'étant pas saturés d'humeurs, mais desséchés. [Si l'hiver est boréal et sec, et le printemps austral et pluvieux, il survient pendant l'été des ophtalmies sèches, et des fièvres chez les enfants et chez les femmes].

[11] En réfléchissant, en examinant ainsi, on préviendra la plupart des effets qui doivent résulter des vicissitudes [des saisons]. Mais il faut surtout prendre garde aux grandes vicissitudes, et alors ne pas administrer de purgatifs sans nécessité, ne pas brûler, ne pas inciser la région du ventre, avant que dix jours et même plus ne soient passés. Les plus grandes et les plus dangereuses vicissitudes sont les deux solstices, surtout celui d'été, et ce qu'on regarde comme les

deux équinoxes surtout celui d'automne. Il faut également prendre garde au lever des astres, surtout à celui de la Canicule, ensuite à celui d'Arcturus, et au coucher des Pléiades. C'est principalement à ces époques que les maladies éprouvent des crises, que les unes deviennent mortelles, que les autres cessent ou se changent en maladies d'une espèce et d'une constitution différentes ; il en est ainsi de ces choses.

[12] Je veux, pour ce qui est de l'Asie à l'Europe, établir combien elles diffèrent en tout, et, pour ce qui est de la forme extérieure des nations [qui les habitent], démontrer qu'elles diffèrent entre elles et qu'elles ne se ressemblent aucunement. Mon discours serait beaucoup trop étendu si je parlais de toutes ; j'exposerai mon sentiment sur celles qui diffèrent de la manière la plus importante et la plus sensible. Je dis que l'Asie diffère de l'Europe par la nature de toutes choses, et par celle des productions de la terre, et par celle des hommes. Tout vient beaucoup plus beau et plus grand en Asie [qu'en Europe]. Le climat y est plus tempéré, les mœurs des habitants y sont plus douces et plus faciles. La cause de ces avantages c'est le tempérament exact des saisons. Située entre les [deux] levers du soleil, l'Asie se rapproche de l'orient et s'éloigne un peu du froid : or, le climat qui contribue le plus à l'accroissement et à la bonté de toutes choses, est celui où rien ne domine avec excès, mais où tout s'équilibre parfaitement. Ce n'est cependant pas que l'Asie soit partout la même ; la partie de son territoire placée à une égale distance de la chaleur et du froid, est très riche en fruits, très peuplée de beaux arbres, jouit d'un air très pur, offre les eaux les plus excellentes, aussi bien celles qui tombent du ciel que celles qui sortent de la terre. Le sol n'y est ni brûlé par des chaleurs excessives ni desséché par le hâle et le manque d'eau, ni maltraité par le froid, ni détrempé par des pluies abondantes et par des neiges. Il est naturel que sur un tel sol naissent abondamment les plantes propres à chaque saison, aussi bien celles qui viennent de semences que celles que la terre engendre d'elle-même. Les habitants emploient les fruits des [plantes venues spontanément], en adoucissant leurs qualités sauvages par une transplantation dans un terrain convenable. Le bétail y réussit parfaitement, il est surtout très fécond et s'élève très beau ; les hommes y ont de l'embonpoint,

de belles formes et une taille élevée ; ils ne diffèrent guère entre eux par les formes et la stature. Une telle contrée ressemble beaucoup au printemps, et par la constitution, et par l'égale température des saisons ; mais ni le courage viril, ni la constance dans les travaux, ni la patience dans la fatigue, ni l'énergie morale ne sauraient exister avec une pareille nature, que les habitants soient de race indigène ou étrangère : l'attrait du plaisir triomphe nécessairement de tout ; c'est pour cela que la forme des animaux est si variée. Voilà donc, suivant moi, ce qui concerne les Égyptiens et les Libyens.

[13] Quant aux peuples situés à la droite du lever d'été [et qui s'étendent] jusqu'aux Palus Méotides, limite de l'Europe et de l'Asie, voici ce qu'il en est : tous ces peuples diffèrent plus les uns des autres que ceux dont je viens de parler ; ce qui tient aux vicissitudes des saisons et à la nature du sol. En effet, il en est de même pour le sol comme pour les hommes ; or les saisons éprouvent des vicissitudes fréquentes et considérables, le sol est très sauvage et très inégal : on y trouve des montagnes la plupart boisées, des plaines, des prairies où les saisons sont régulières, le sol est très uniforme. Le même rapport s'observe chez les hommes pour qui veut y faire attention. Il y a des naturels analogues à des pays montueux, couverts de bois et humides ; d'autres à des terres sèches et légères ; ceux-ci [ressemblent] à des sols marécageux et couverts de prairies ; ceux-là à des plaines nues et arides ; car les saisons qui modifient la nature de la forme diffèrent d'elles-mêmes, et plus elles en diffèrent, plus il y a de modification dans l'apparence extérieure.

[14] Je passerai sous silence tous les peuples qui ne diffèrent pas sensiblement [entre eux], et je vais parler de ceux qui présentent de notables différences, qu'elles tiennent à la nature ou à la coutume. Je commence par les Macrocéphales ; il n'est point de peuple qui ait la tête semblable à la leur. Dans le principe, l'allongement de la tête était l'effet d'une coutume, maintenant la nature prête secours à cette coutume, fondée sur la croyance que les plus nobles étaient ceux qui avaient la tête la plus longue ; voici quelle est cette coutume : aussitôt qu'un enfant est mis au monde, pendant que son corps est souple et que sa tête conserve encore sa mollesse, on

la façonne avec les mains, on la force à s'allonger en se servant de bandages et d'appareils convenables qui lui font perdre sa forme sphérique et la font croître en longueur. Ainsi dans le principe, grâce à cette coutume, le changement de forme était dû à ces violentes manœuvres mais avec le temps cette forme s'identifia si bien avec la nature, que celle-ci n'eût plus besoin d'être contrainte par la coutume, et que la puissance de l'art devint inutile. En effet, la liqueur séminale émanant de toutes les parties du corps, est saine quand les parties sont saines, altérée quand elles sont malsaines ; or, si le plus ordinairement on naît chauve de parents chauves ; avec des yeux bleus, de parents qui ont les yeux bleus ; louche de parents louches, et ainsi du reste, qu'est-ce qui empêche qu'on naisse avec une longue tête de parents qui ont une longue tête ? Aujourd'hui cette forme n'existe plus chez ce peuple comme autrefois, parce que la coutume est tombée en désuétude par la fréquentation des autres nations. Voilà, ce me semble, ce qui concerne les Macrocéphales.

[15] Quant aux peuples qui habitent sur le Phase, leur pays est marécageux, chaud, humide, couvert de bois ; il y tombe, dans toutes les saisons, des pluies abondantes et fortes. Ces hommes passent leur vie dans les marais. Ils bâtissent au milieu des eaux leurs habitations de bois ou de joncs. Ils ne marchent guère que pour aller à la ville ou au marché ; mais ils parcourent leur pays, montant et descendant les canaux qui y sont en grand nombre, dans des nacelles faites d'un seul tronc d'arbre. Ils font usage d'eaux chaudes, stagnantes, putréfiées par l'ardeur du soleil, et alimentées par les pluies. Le Phase lui-même est, de tous les fleuves, le plus stagnant et le plus lent dans son cours. Les fruits qui viennent dans cette localité sont chétifs, de mauvaise qualité et sans saveur, à cause de la surabondance des eaux ; aussi ne parviennent-ils jamais à maturité. Un brouillard épais produit par les eaux couvre toujours la contrée. C'est à ces conditions extérieures que les Phasiens doivent des formes si différentes de celles des autres hommes ; ils sont d'une stature élevée, mais si chargés d'embonpoint qu'ils n'ont ni les articulations ni les vaisseaux apparents. Leur teint est jaune-verdâtre comme celui des ictériques. Le timbre de leur voix est plus grave que partout ailleurs, parce qu'ils respirent un air qui n'est pas pur, mais humide et épais, comme du duvet. Ils sont

naturellement enclins à éviter tout ce qui peut les fatiguer. Dans leur pays, les saisons n'éprouvent de grandes variations ni de chaud ni de froid. A l'exception d'un seul vent local, les vents du midi y dominent ; ce vent souffle parfois avec impétuosité, il est chaud et incommode ; on le nomme Cenchron. Quant au vent du nord, il n'y parvient que rarement, encore y souffle-t-il sans force et sans vigueur. Il en est ainsi de la différence de nature et de forme entre les nations de l'Asie.

[16] Quant à la pusillanimité, à l'absence de courage viril, si les Asiatiques sont moins belliqueux et plus doux que les Européens, la principale cause en est dans les saisons, qui n'éprouvent pas de grandes variations ni de chaud ni de froid, mais qui sont à peu près uniformes. En effet, l'esprit n'y ressent point ces commotions et le corps n'y subit pas ces changements intenses, qui rendent naturellement le caractère plus farouche et qui lui donnent plus d'indocilité et de fougue qu'un état de choses toujours le même ; car ce sont les changements du tout en tout qui éveillent l'esprit de l'homme, et ne le laissent pas dans l'inertie. C'est, je pense, à ces causés extérieures qu'il faut rapporter la pusillanimité des Asiatiques, et aussi à leurs institutions ; en effet, la plus grande partie de l'Asie est soumise à des rois ; et toutes les fois que les hommes ne sont ni maîtres de leurs personnes, ni gouvernés par les lois qu'ils se sont faites, mais par la puissance despotique, ils n'ont pas de motif raisonnable pour se former au métier des armes, mais au contraire pour ne pas paraître guerriers, car les dangers ne sont pas également partagés. C'est contraints par la force, qu'ils vont à la guerre, qu'ils en supportent les fatigues, et qu'ils meurent pour leurs despotes, loin de leurs enfants, de leurs femmes et de leurs amis. Tous leurs exploits et leur valeur guerrière ne servent qu'à augmenter et à propager la puissance de leurs despotes ; pour eux, ils ne recueillent d'autres fruits que les dangers et la mort. En outre, leurs champs se changent en déserts, et par les dévastations des ennemis, et par la cessation des travaux ; en sorte que s'il se trouvait parmi eux quelqu'un qui fût par nature courageux et brave, il serait, par les institutions, détourné d'employer sa bravoure. Une grande preuve de ce que j'avance, c'est qu'en Asie tous les Grecs et les Barbares qui ne se soumettent pas au despotisme, et qui se

gouvernent par eux-mêmes, sont les plus guerriers de tous, car c'est pour eux-mêmes qu'ils courent les dangers, eux-mêmes reçoivent le prix de leur courage, ou la peine de leur lâcheté. Au reste vous trouverez que les Asiatiques diffèrent entr'eux : ceux-ci sont plus vaillants, ceux-là plus lâches. Cette différence tient encore aux vicissitudes des saisons, ainsi que je l'ai dit plus haut. Voilà ce qui concerne l'Asie.

[17] En Europe, il existe une nation scythe qui habite aux environs des Palus Méotides ; elle diffère des autres nations : elle est connue sous le nom de Sauromates. Les femmes montent à cheval, tirent de l'arc, lancent le javelot de dessus, leur cheval, et se battent contre les ennemis tant qu'elles sont vierges. Elles ne se marient pas avant d'avoir tué trois ennemis, et ne cohabitent pas avec leurs maris avant d'avoir offert les sacrifices prescrits par la loi. Une fois mariées, elles cessent de monter à cheval, à moins que la nation ne soit forcée à une expédition générale. Elles n'ont pas de mamelle droite ; car, lorsqu'elles sont encore dans leur première enfance, les mères prennent un instrument de cuivre, le chargent de feu et l'appliquent sur la région mammaire droite, qu'elles brûlent superficiellement, afin qu'elle perde la faculté de s'accroître, en sorte que toute la force et l'abondance [des humeurs] se portent à l'épaule et au bras droits.

[18] Pour ce qui est de la forme extérieure chez les autres Scythes, qui ne ressemblent qu'à eux-mêmes et nullement aux autres peuples, mon explication est la même que pour les Égyptiens, si ce n'est que ceux-ci sont accablés par une excessive chaleur, et ceux-là par un froid rigoureux. Ce qu'on appelle le Désert de la Scythie est une plaine élevée, couverte de pâturages et médiocrement humide, car elle est arrosée par de grands fleuves qui, dans leurs cours, entraînent les eaux des plaines. C'est là que se tiennent les Scythes appelés Nomades, parce qu'ils n'habitent point des maisons, mais des chariots. Ces chariots ont, les uns, quatre roues, et ce sont les plus petits, les autres en ont six. Fermés avec des feutres, ils sont disposés comme des maisons, et ont deux on trois chambres ; ils sont impénétrables à la pluie, à la neige et aux vents. Ces chariots

sont traînés par deux ou trois paires de bœufs qui n'ont point de cornes, car les cornes ne leur poussent pas à cause du froid. Les femmes vivent dans ces chariots ; les hommes les accompagnent à cheval, suivis de leurs troupeaux de bœufs et de chevaux. Ils demeurent dans le même endroit tant que le fourrage suffit à la nourriture de leur bétail ; quand il ne suit plus, ils se transportent dans une autre contrée. Ils mangent des viandes cuites, boivent du lait de jument et croquent de l'hyppace, c'est-à-dire du fromage de cavale. Il en est ainsi de la manière de vivre et des coutumes des Scythes.

[19] Pour ce qui est des climats et de la forme extérieure [qui en dépend, il faut dire] que la race scythe, comme la race égyptienne, diffère de toutes les autres et ne ressemble qu'à elle-même ; qu'elle est peu féconde ; que la Scythie nourrit des animaux peu nombreux et très petits. En effet, cette contrée est située précisément sous l'Ourse et aux pieds des monts Riphées, d'où souffle le vent du nord. Le soleil ne s'en approche qu'au solstice d'été, encore ne l'échauffe-t-il que pour peu de temps et médiocrement. Les vents qui viennent des régions chaudes n'y parviennent que rarement et qu'après avoir perdu leur force. Il n'y souffle que des vents du septentrion refroidis par la neige, la glace et les pluies abondantes, qui n'abandonnent jamais les monts Riphées, ce qui les rend inhabitables. Pendant tout le jour, un brouillard épais couvre les plaines au milieu desquelles les Scythes demeurent ; en sorte que l'hiver y est perpétuel, et que l'été n'y dure que peu de jours, qui ne sont même pas très chauds, car les plaines sont élevées et nues ; elles ne se couronnent pas de montagnes, mais elles s'élèvent en se prolongeant sous l'Ourse. Les animaux n'y deviennent pas grands, mais ils sont tels qu'ils peuvent se cacher sous terre ; car l'hiver perpétuel et la nudité du sol, sur lequel ils ne trouvent ni abri ni protection les empêchent [de prendre leur développement]. Les saisons n'offrent pas de vicissitudes grandes et intenses ; elles se ressemblent et ne subissent guère de modifications. De là vient que les formes extérieures sont partout semblables à elles-mêmes. Les Scythes se nourrissent et se vêtent toujours de la même manière, en été comme en hiver. Ils respirent toujours un air épais et humide, boivent des eaux de neige et de glace, et sont peu propres

à supporter les fatigues, car ni le corps ni l'esprit ne peuvent soutenir la fatigue dans les pays où les saisons ne présentent pas de variations notables. Pour toutes ces causes, nécessairement leurs formes sont grossières, leur corps est chargé d'embonpoint, leurs articulations sont peu apparentes, humides et faibles. Leurs cavités, surtout les inférieures, sont pleines d'humidité, car il n'est pas possible qu'elles se dessèchent dans un tel pays, avec une telle nature et avec des saisons ainsi constituées. A cause de la graisse et à cause de l'absence de poil, les formes extérieures sont les mêmes chez tous ; les hommes ressemblent aux hommes, les femmes aux femmes. Les saisons ayant beaucoup d'analogie entre elles, la liqueur séminale n'éprouve ni variation ni altération dans sa consistance, à moins qu'il ne survienne quelqu'accident violent ou quelque maladie.

[20] Je vais fournir une grande preuve de l'humidité du corps des Scythes. Vous trouverez chez la plupart, et spécialement chez les Nomades, l'usage de se brûler les épaules, les bras, les cuisses, la poitrine, les hanches et les lombes. Cet usage n'a d'autre but que de remédier à l'humidité et à la mollesse de leur complexion, car, à cause de cette humidité et de cette atonie, ils ne sauraient ni bander un arc, ni soutenir avec l'épaule le jet du javelot. Lorsque les articulations sont débarrassées, par ces cautérisations, de leur excessive humidité, elles sont plus fermes, le corps se nourrit mieux. Il prend des formes plus accentuées. Les Scythes sont flasques et trapus ; premièrement, parce qu'ils ne sont pas, comme les Égyptiens, emmaillotés [dans leur enfance], usage, qu'ils n'ont pas voulu adopter, afin de se tenir plus aisément à cheval ; secondement, parce qu'ils mènent une vie sédentaire. Les garçons, tant qu'ils ne sont pas en état de monter à cheval, passent la plupart du temps assis dans les chariots, et ne marchent que fort rarement, à cause des migrations et des circuits [de ces hordes nomades]. Les femmes ont les formes extérieures prodigieusement flasques et sont très lentes. La race scythe a le teint roux (basané) à cause du froid ; en effet, le soleil n'ayant pas assez de force, le froid brûle la blancheur de la peau, qui devient rousse.

[21] Une race ainsi constituée ne saurait être féconde. Les hommes sont très peu portés aux plaisirs de l'amour, à cause de leur constitution humide, de la mollesse et de la froideur du ventre, circonstances qui rendent naturellement l'homme peu propre à la génération. Il faut encore ajouter que l'équitation continuelle les rend inhabiles à la copulation. Telles sont pour les hommes les causes d'impuissance. Pour les femmes, la surcharge de graisse et l'humidité des chairs empêcher la matrice de saisir la liqueur séminale. La purgation menstruelle ne se fait pas convenablement ; elle est peu abondante et ne revient qu'à de longs intervalles. L'orifice de la matrice, bouché par la graisse, ne peut recevoir la semence. Ajoutez à cela l'aversion pour le travail, l'embonpoint, la mollesse et la froideur du ventre. C'est pour toutes ces causes que la race scythe est nécessairement peu féconde. Les esclaves femelles en sont une grande preuve. Elles n'ont pas plutôt de commerce avec un homme, qu'elles deviennent enceintes, et cela parce qu'elles travaillent et qu'elles sont plus maigres que leurs traîtresses.

[22] Une autre observation à faire, c'est qu'on rencontre parmi les Scythes beaucoup d'impuissants qui s'occupent aux travaux des femmes et qui ont le même timbre de voix qu'elles. On les appelle anandries (efféminés). Les naturels attribuent ce phénomène à un dieu ; ils vénèrent et adorent cette espèce d'hommes, chacun craignant pour soi [une pareille calamité]. Quant à moi, je pense que cette maladie est divine aussi bien que toutes les autres, qu'il n'y en a pas de plus divines et de plus humaines les unes que les autres ; mais que toutes sont semblables et que toutes sont divines ; chaque maladie a une cause naturelle et aucune n'arrive sans l'intervention de la nature. Je vais indiquer maintenant ce qu'il me semble de l'origine de cette maladie. L'équitation produit chez les Scythes des engorgements aux articulations, parce qu'ils ont toujours les jambes pendantes. Chez ceux qui sont gravement atteints, la hanche se retire et ils deviennent boiteux. Ils se traitent de la manière suivante : quand la maladie commence, ils se font ouvrir les deux veines qui sont près des oreilles. Après que le sang a cessé de couler, la faiblesse les assoupit et les endort ; à leur réveil, les uns sont guéris, les autres ne le sont pas. Je présume que c'est justement par ce traitement que la semence est altérée, car près

des oreilles il y a des veines qui rendent impuissant lorsqu'elles sont ouvertes ; or, je pense qu'ils coupent précisément ces veines. Lorsque, après cette opération, ils ont commerce avec une femme et qu'ils ne peuvent accomplir l'acte, d'abord ils ne s'en inquiètent point et restent tranquilles ; mais si après deux, trois ou plusieurs tentatives, ils ne réussissent pas mieux ; s'imaginant que c'est une punition d'un dieu qu'ils auraient offensé, ils prennent les habits de femme, déclarent leur éviration (impuissance), se mêlent avec les femmes et s'occupent aux mêmes travaux qu'elles. Cette maladie attaque les riches et non les classes inférieures ; [elle attaque] les plus nobles, les plus puissants par leur fortune, parce qu'ils vont à cheval ; [elle épargne] les pauvres par cela même qu'ils ne vont point à cheval. Si cette maladie était plus divine que les autres, elle ne devrait pas être exclusivement affectée aux nobles et aux riches, mais attaquer indistinctement et plus particulièrement ceux qui possèdent peu de chose et qui, par conséquent, ne font point d'offrandes, s'il est vrai que les dieux se réjouissent des présents des hommes et qu'ils les récompensent par des faveurs ; car il est naturel que les riches usant de leurs trésors, fassent brûler des parfums devant les dieux, leur consacrent des offrandes et les honorent ; ce que les pauvres ne sauraient faire, d'abord parce qu'ils n'en ont pas le moyen, ensuite parce qu'ils se croient en droit d'accuser les dieux de ce qu'ils ne leur ont pas envoyé de richesses. Ainsi les pauvres plutôt que les riches devraient supporter le châtiment de pareilles offenses. Comme je l'ai déjà observé, cette maladie est donc divine comme toutes les autres ; mais chacune arrive également d'après les lois naturelles, et celle-ci est produite chez les Scythes par la cause que je viens de lui assigner. Elle attaque aussi les autres peuples, car partout où l'équitation est l'exercice principal et habituel, beaucoup sont tourmentés d'engorgements aux articulations, de sciatique, de goutte, et sont inhabiles aux plaisirs de l'amour. Ces infirmités sont répandues chez les Scythes, qui deviennent les plus impuissants des hommes, et par les causes déjà signalées, et parce qu'ils ont continuellement des culottes et qu'ils passent à cheval la plus grande partie du temps. Ainsi, ne portant jamais la main aux parties génitales, et distraits par le froid et la fatigue des jouissances sexuelles, ils ne tentent la copulation qu'après avoir perdu entièrement leur virilité. Voilà ce que j'avais à dire sur la nation scythe.

[23] Quant au reste des Européens, ils diffèrent entre eux par la forme et par la stature, parce que les vicissitudes des saisons sont intenses et fréquentes, que des chaleurs excessives sont suivies de froids rigoureux ; que des pluies abondantes sont remplacées par des sécheresses très longues, et que les vents multiplient et rendent plus intenses les vicissitudes des saisons. Il est tout naturel que ces circonstances influent dans la génération sur la coagulation du sperme, qui n'est pas toujours la même, en été ou en hiver, pendant les pluies ou pendant la sécheresse. C'est, à mon avis, la cause qui rend les formes plus variées chez les Européens que chez les Asiatiques, et qui produit pour chaque ville une différence si notable dans la taille des habitants. En effet, la coagulation du sperme doit subir des altérations plus fréquentes dans un climat sujet à de nombreuses vicissitudes atmosphériques, que dans celui où les saisons se ressemblent à peu de chose près, et sont uniformes. Le même raisonnement s'applique également aux mœurs. Une telle nature donne quelque chose de sauvage, d'indocile, de fougueux ; car des secousses répétées rendent l'esprit agreste et le dépouillent de sa, douceur et de son aménité. C'est pour cela, je pense, que les habitants de l'Europe sont plus courageux que ceux de l'Asie. Sous un climat à peu près uniforme, l'indolence est innée ; au contraire, sous un climat variable, c'est l'amour de l'exercice pour l'esprit et pour le corps. La lâcheté s'accroît par l'indolence et l'inaction ; la force virile s'alimente par le travail et la fatigue. C'est à ces circonstances qu'il faut rapporter la bravoure des Européens et aussi à leurs institutions, car ils ne sont pas gouvernés par des rois comme les Asiatiques ; ceux qui sont soumis à des rois sont nécessairement très lâchés, ainsi que je l'ai déjà dit plus haut, car leur âme est asservie, et ils ne s'exposent point volontiers pour augmenter la puissance d'un autre. Ceux au contraire qui sont gouvernés parleurs propres lois, affrontant les dangers pour eux-mêmes et non pour les autres, s'y exposent volontiers et se jettent dans le péril. Eux seuls recueillent l'honneur de leurs victoires. Ainsi les institutions n'exercent pas une minime influence sur le courage. Voilà en somme ce qu'on peut dire d'une manière générale, de l'Europe comparée en Asie.

[24] Mais il existe aussi en Europe des peuples qui diffèrent entre eux pour le courage comme pour les formes extérieures et la stature; et ces variétés tiennent aux mêmes causes que j'ai déjà assignées, mais que je vais éclaircir davantage. Tous ceux qui habitent un pays montueux ,inégal, élevé et pourvu d'eau, et qui sont exposés à de notables vicissitudes des saisons, ceux-là sont naturellement d'une haute stature, très propres à l'exercice et au travail, et pleins de courage. De tels naturels sont doués au suprême degré d'un caractère farouche et sauvage. Ceux , au contraire, qui vivent dans des pays enfoncés, couverts de pâturages, tourmentés par des chaleurs étouffantes, plus exposés aux vents chauds qu'aux vents froids, et qui font usage d'eaux chaudes, ceux-là ne sont ni grands, ni bien proportionnés, ils sont trapus et chargés de chairs, ont les cheveux noirs, sont plutôt noirs que blancs et moins phlegniatiques que bilieux. Ni la valeur guerrière , ni l'aptitude au travail ne sont inhérentes à leur nature, mais ils pourraient les acquérir l'une et l'autre si les institutions venaient en aide. Au reste, s'il y avait dans leur pays des fleuves qui entraînassent les eaux dormantes et celles de pluie, ils pourraient jouir d'une bonne santé et avoir un beau teint. Si, au contraire ,il n'y avait point de neuves, et s'ils buvaient des eaux stagnantes dans des réservoirs,et des eaux de marais, ils auraient infailliblement de gros ventres et de grosses rates. Ceux qui habitent un pays élevé, uniforme, exposé aux vents et humide, sont ordinairement grands et se ressemblent entre eux. Leurs mœurs sont moins viriles et plus douces. Ceux qui habitent des terroirs légers, secs et nus, et où les changements de saisons ne sont point tempérés, ont la constitution sèche et nerveuse, et le teint plutôt blond que brun. Ils sont indociles dans leurs mœurs et dans leurs appétits, et fermes dans leurs opinions. Là où les vicissitudes des saisons sont très fréquentes et très marquées, là vous trouverez les formes extérieures, les mœurs et le naturel fort dissemblables; ces vicissitudes sont donc les causes les plus puissantes des variations dans la nature de l'homme. Vient ensuite la qualité du sol qui fournit la subsistance, et celle des eaux; car vous trouverez le plus souvent les formes et la manière d'être de l'homme modifiées par la nature du sol qu'il habite. Partout où ce sol est gras, mou et humide, où les eaux étant peu profondes sont

froides en hiver et chaudes en été, où les saisons s'accomplissent convenablement, les hommes sont ordinairement charnus, ont les articulations peu prononcées, sont chargés d'humidité, inhabiles au travail, et sans énergie morale. On les voit, plongés dans l'indolence, se laisser aller au sommeil. Dans l'exercice des arts, ils ont l'esprit lourd , épais et sans pénétration. Plais dans un pays nu, âpre, sans abri, tour à tour 'désolé par le froid et brûlé par le soleil, les habitants ont le corps sec, maigre, nerveux, velu ,les articulations bien prononcées; l'activité, la pénétration, la vigilance sont inhérentes à de tels hommes ;vous les trouverez indomptables dans leurs mœurs et dans leurs appétits, fermes dans leurs résolutions, plus sauvages que civilisés, d'ailleurs plus sagaces pour l'exercice des arts, plus intelligents, et plus propres aux combats. Toutes les autres productions de la terre se conforment également à la nature du sol. Telles sont les constitutions physiques et morales les plus opposées. En se guidant sur ces observations, on pourra juger des autres sans crainte de se tromper.

ISBN : 978-1717569547